Die Krankengeschichte

Grundlegende gesetzliche Anforderungen an
die medizinische Dokumentation in
Krankenanstalten

Thomas Gamsjäger

Inhalt

1

Am Beginn

Intuitiv ist sicherlich allen Beteiligten verständlich, was die Charakteristika einer 'Krankengeschichte' sind. Bei näherer Betrachtung stellt sich jedoch rasch heraus, dass trotz der gesetzlichen Verankerung des Begriffs Unschärfen zu Tage treten können, die von unmittelbarer Konsequenz für die Praxis sind. Dies ist bereits an den schieren Zahlen zu ermessen. Für das Jahr 2011 sind in Österreich allein im stationären Bereich 2.486.000 Behandlungsfälle dokumentiert[1]; ein jeder mit einer eigenen Krankengeschichte. Im Lichte dessen und um den Umgang in der täglichen Anwendung zu erleichtern, erscheint ein systematischer Blick auf die Thematik zielführend zu sein.

---

[1] Bundesministerium für Gesundheit. Krankenanstalten in Zahlen. Auswertung 012

4

2

Medizinische Dokumentation

Die Medizin ist seit geraumer Zeit ein hochgradig arbeitsteiliges Geschehen. Nicht nur unterschiedliche Berufsgruppen werden für die Patientinnen und Patienten tätig, sondern auch Spezialistinnen und Spezialisten innerhalb der einzelnen Fachgebiete wirken zusammen. Und auch über die Sektoren hinweg (d. h. zwischen dem niedergelassenen Bereich und den Krankenanstalten) findet ein reger Austausch statt, auch wenn dieser sicherlich einer grundlegenden Weiterentwicklung bedarf. Um genau diese Interaktion zu ermöglichen, bedarf es der strukturierten Dokumentation der medizinischen Sachverhalte, sodass aufbauend auf der Vielzahl an Befunden und Erkenntnissen der unterschiedlichen Leistungserbringungsstellen die erforderliche Diagnostik und damit die Therapie realisiert werden kann. Somit kommt der Krankengeschichte, die all diese verschiedenen Dokumente zusammenführt, zunächst und wohl auch als eine der wichtigsten Aufgaben die Funktion eines Kommunikationsmittels zu[1].

Von kaum minderer Bedeutung ist gleichzeitig die Notwendigkeit, das medizinische Geschehen in geeigneter Form dauerhaft zu dokumentieren. Medizin ist grundsätzlich ein Tätigkeitsbereich, der mit teilweise enormen Risiken vergesellschaftet ist. Patientinnen und Patienten suchen Unterstützung in gesundheitlichen Fragen oft in unmittelbarer Bedrohung von buchstäblich Leib und Leben, therapeutische Maßnahmen (und häufig selbst diagnostische Schritte) sind teilweise selbst mit weiteren physischen Beeinträchtigungen und potentiellen Schädigungen verbunden. Und selbst bei vollkommen fachgerechter Behandlung auf dem Stand der medizinischen Wissenschaft ist der Erfolg keineswegs garantiert (und auch nicht geschuldet[2,3]). Vor diesem Hintergrund sind Auffassungsunterschiede zwischen Patienten und Behandlern in manchem Einzelfall unvermeidbar. Was dann in der eventuellen juristischen Aufarbeitung zählt, ist das, was – in der Krankengeschichte – dokumentiert wurde[4].

Somit gilt es zunächst zu klären, was tatsächlich die Bestandteile einer Krankengeschichte sind.

---

[1]   Vgl. Radner, S. 77
[2]   § 49 Ärztegesetz (ÄrzteG)
[3]   OGH 23.5.1984
[4]   Vgl. Radner, S. 241

3

Inhalt der Krankengeschichte

Die anzuwendenden Grundlagen sind auf bundesgesetzlicher Ebene zunächst im Kranken- und Kuranstaltengesetz (KAKuG) definiert, das schließlich auf Basis der entsprechenden Bestimmungen im Bundesverfassungsgesetz (B-VG)[1] über die Kompetenzverteilung zwischen Bund und Ländern die jeweilige Umsetzung in den Krankenanstaltengesetzen (KAG) der einzelnen Bundesländer findet.

In der Zusammenschau dieser gesetzlichen Regelungen umfasst die Krankengeschichte alle patientenbezogenen Schriftstücke medizinischen Inhalts, die im Zuge eines Behandlungsfalls bzw. eines Aufenthalts in einer Krankenanstalt erstellt oder die von extern in den Behandlungsprozess (einschließlich durch die Patientin/den Patienten mitgebrachte Befunde) aufgenommen werden[2].

Dazu zählt insbesondere die Dokumentation folgender Umstände[3]:
- Vorgeschichte (Anamnese)
- Zustand der Patientin/des Patienten bei Aufnahme
- Krankheitsverlauf
- Zustand bei Entlassung (einschließlich Entlassungsbrief[4])
- angeordnete und erbrachte Leistungen (ärztliche Leistungen einschließlich der Medikation, pflegerische Leistungen (Pflegedokumentation[5]), Leistungen aus den Bereichen der medizinisch-technischen Dienste und der psychologisch-psychotherapeutischen Betreuung)

- Aufklärung
- Ablauf der Diagnostik (einschließlich Laborbefunde und Befunde der bildgebenden Diagnostik[6])
- Grundlagen der therapeutischen Konsequenzen
- Operationsprotokolle
- Obduktionsprotokoll
- Patientenverfügung
- Niederschriften über Gewebe- und Organentnahmen

Hervorzustreichen ist somit, dass allein solche Dokumente konstituierend für die Krankengeschichte sind, die einen unmittelbaren Bezug zur jeweiligen Patientin/zum jeweiligen Patienten (in Form einer eindeutigen Identifikation[7]) im Rahmen der medizinischen Behandlung aufweisen.

Umgekehrt ist es damit die Definition möglich, welche Formen von Informationen keinen integralen Bestandteil der jeweiligen Krankengeschichte bilden. Zunächst sind dies all jene Informationen, bei denen kein unmittelbarer Patientenbezug gegeben ist. Beispiele: Gerätekalibrationswerte oder anonymisierte Daten. Weiters steht die medizinische Behandlung im Fokus der Krankengeschichte. Dies bedeutet, dass Dokumente, die beispielsweise allein im Kontext der Abrechnung generiert werden und für die Therapie und Behandlung keine Bedeutung haben, nicht Teil der Krankengeschichte sind.

Schließlich ist es auf Basis der entsprechenden gesetzlichen Formulierungen eine wesentliche Anforderung, dass nur solche Informationen Inhalt der Krankengeschichte sind, die das Charakteristikum des Schriftstücks aufweisen. Dies bedeutet insbesondere, dass isolierte Datenbankeinträge (beispielsweise in einem Laborinformationssystem (LIS), aber auch in einem oftmals noch anzutreffenden händisch geführten OP-Buch) oder gerätenahe Rohdaten (wie in der Radiologie in großem Volumen entstehend) keinesfalls zur Krankengeschichte zählen, ebenso unverarbeitete Untersuchungsergebnisse (zum Beispiel Elektroenzaphalogramme (EEG)). Erst die darauf basierenden Befunde (mit der dabei immanenten Wertung und Interpretation der Mess- und Untersuchungsergebnisse) erfüllen wiederum das entsprechende Kriterium[8]. (Die medizinische Praxis legt dagegen nahe, Elektrokardiogramme (EKG) abweichend zu betrachten. Zwar handelt es sich dabei zunächst ebenfalls um ein geräteseitiges Untersuchungsergebnis. Die weite Verbreitung der Anwendung gemeinsam mit der entsprechenden nahezu ubiquitären ärztlichen Expertise (zumindest in den basalen kardiologischen Fragestellungen) machen eine Interpretation in Form eines dezidierten Befundes oftmals nicht erforderlich, sodass das EKG selbst Teil der Krankengeschichte wird.)

Ähnlich ist die Situation bei allen Formen von Bildmaterialien. Über lange Zeit waren Röntgenfilme praktisch die einzigen in der Medizin relevanten Bildmedien. Mittlerweile gesellen sich neben den diversifizierten Bildmaterialien der Radiologie (insbesondere Computertomographie-(CT)- und Magnetresonanztomographie-(MRT)-Bilder) eine Reihe weiterer Quellen dazu, allen voran Ultraschalluntersuchungen. Aber auch Digitalkameras kommen in deutlich zunehmendem Maße zur Dokumentation zum Einsatz. Schließlich ist die Speicherung von bewegten Bildern gerade in der Koronarangiographie bereits seit Langem fest etabliert, während klassische Videoaufnahmen künftig sicherlich ebenfalls Verbreitung finden werden. All diesen Medien ist gemein, dass sie nicht der Schriftform entsprechen, die grundlegend für die Eigenschaft als Teil der Krankengeschichte ist. Einzig (ausgedruckte) Fotos kommen diesem Charakteristikum nahe. Somit ist es wiederum der auf Grundlage solcher 'Hilfsmittel' erstellte Befund, der seinen Weg in die Krankengeschichte findet. (Gleichwohl sehen einzelne Autoren radiologische Bilder als Teil der Krankengeschichte[9], was sich jedoch auf Basis der Krankenanstaltengesetze nicht unmittelbar erschließen lässt. Überdies stellt selbst das ASVG 'Röntgenaufnahmen' gleichberechtigt neben die 'Krankengeschichte'[10].)

Analog lassen sich schließlich sämtliche physische Objekte (wie histologische Präparate) als nicht zur Krankengeschichte gehörend abgrenzen.

Psychologische und psychotherapeutische Betreuung
Aufzeichnungen über Geheimnisse, die Angehörigen der psychologischen und psychotherapeutischen Berufe anvertraut wurden, sind ebenso nicht Teil der Krankengeschichte.

Ergebnisse genetischer Analysen[11]
Steht eine genetische Analyse im Zusammenhang mit einer manifesten Erkrankung, die *nicht* auf einer Keimbahnmutation beruht (Typ 1), so sind die entsprechenden Ergebnisse wie jeder andere medizinische Befund Teil der Krankengeschichte (und auch in Entlassungsbriefen[12] dokumentierbar). Zielt die Fragestellung dagegen auf die Ergründung einer Erkrankung auf Basis einer Keimbahnmutation ab (Typ 2), oder die genetische Untersuchung dient der Feststellung einer Prädisposition für eine Krankheit, für die nach dem Stand der Wissenschaft eine Prophylaxe oder Therapie möglich sind (Typ 3), dann können die entsprechenden Ergebnisse nur in die Krankengeschichte (bzw. in den Entlassungsbrief) aufgenommen werden, wenn die Patientin/der Patient dagegen keinen Widerspruch einlegt. Dagegen sind Ergebnisse von genetischen Untersuchungen zur Feststellung einer Prädisposition für eine Krankheit, für die nach dem Stand der Wissenschaft *keine* Prophylaxe oder Therapie möglich sind (Typ 4), grundsätzlich *nicht* Teil der Krankengeschichte (und dürfen keine Erwähnung in Entlassungsbriefen finden).

1 Artikel 12 Bundesverfassungsgesetz (B-VG)

2 Somit existiert eine Krankengeschichte im engeren Sinn nur im Kontext einer Krankenanstalt. Außerhalb einer solche trifft vielmehr der Begriff 'ärztliche Dokumentation' zu (vgl. § 51 Ärztegesetz (ÄrzteG) bzw. § 14 Patientenverfügungs-Gesetz (PatVG)).

3 Die Auflistung basiert weitgehend auf dem Niederösterreichischen Krankenanstaltengesetz (NÖ KAG), das zwar überwiegend mit den Regelungen der anderen Bundesländer übereinstimmt, aber dem in dieser Hinsicht besonderer exemplarischer Charakter zukommt.

4 Vgl. § 24 Kranken- und Kuranstaltengesetz (KAKuG), § 2 Gesundheitstelematikgesetz (GTelG)

5 Da wiederkehrend die Einschätzung anzutreffen ist, dass die Pflegedokumentation außerhalb der eigentlichen Krankengeschichte stehen würde, sei an dieser Stelle nochmals explizit darauf hingewiesen, dass dies nicht der Fall ist (vgl. auch Radner, S. 78).

6 § 2 Gesundheitstelematikgesetz (GTelG)

7 Bespielsweise durch eine entsprechende Fallzahl oder Patientenidentifikationsnummer, jedenfalls zumindest unter Angabe von Vorname, Name und Geburtsdatum der Patientin bzw. des Patienten.

8 Befund: In Worten (und gegebenenfalls Zahlen) formulierte Beschreibung bzw. Interpretation eines Zustandes.

9 Kalchschmid, S. 2

10 § 148 Allgemeines Sozialversicherungsgesetz (ASVG)

11 § 65 und § 71a Gentechnikgesetz (GTG)

12 Das Gentechnikgesetz (GTG) verwendet den Begriff 'Arztbrief'.

4

Verantwortung für das Führen der Krankengeschichte

Das Führen sämtlicher Komponenten der Krankengeschichte, die dem ärztlichen Bereich zurechenbar sind, obliegt der jeweiligen verantwortlichen Ärztin/dem jeweiligen verantwortlichen Arzt. Handelt es sich dagegen um nicht ärztliche Maßnahmen und Leistungen, fällt diese Aufgabe der jeweiligen verantwortlichen Person der entsprechenden Berufsgruppe zu. Damit führen diese Regelungen in den Krankenanstaltengesetzen die Thematik im ärztlichen Kontext bereits vollständig aus, sodass den im entsprechenden Berufsgesetz in Form des Ärztegesetzes (ÄrzteG)[1] definierten Anforderungen in Krankenanstalten keine zusätzliche Bedeutung zukommt (auch in dem dieses insbesondere auf den niedergelassenen Bereich abzielt). Ähnliches gilt für die medizinisch-technischen Dienste, wo das MTD-Gesetz keine näheren Ausführungen enthält[2]. Dagegen widmet sich das Gesundheits- und Krankenpflegegesetz (GuKG) explizit der Pflegedokumentation, die insbesondere die Pflegeanamnese, die Pflegediagnose, die Pflegeplanung und die Pflegemaßnahmen umfasst[3], womit die Bestimmungen der Krankenanstaltengesetze eine entsprechende Ergänzung finden.

In den Bundesländern Kärnten, Salzburg, Steiermark und Wien fordert das jeweilige Krankenanstaltengesetz überdies die Unterfertigung der Krankengeschichte bei deren Abschluss durch die verantwortliche Ärztin/den verantwortlichen Arzt sowie durch die

Leiterin/den Leiter der jeweiligen Fachabteilung. Indem aber die fachliche Verantwortung ohnedies der jeweiligen Abteilungsleitung zugeordnet ist, könnte die Notwendigkeit der formalen Unterfertigung tatsächlich kritisch auf ihr Fortbestehen hinterfragt werden.

---

[1] § 51 Ärztegesetz (ÄrzteG)

[2] § 11a Bundesgesetz über die Regelung der gehobenen medizinisch-technischen Dienste (MTD-Gesetz)

[3] § 5 Gesundheits- und Krankenpflegegesetz (GuKG)

5

Aufbewahrung

Nach Abschluss eines stationären Behandlungsfalls ist die Krankengeschichte grundsätzlich zumindest 30 Jahre lang aufzubewahren.
Dies kann in Form der Originaldokumente erfolgen. Gleichzeitig ist
aber auch die Ablage in kompakterer Weise möglich, was früher der
Mikroverfilmung entsprach. Nunmehr kommt statt dessen praktisch
nur noch die Speicherung im Wege der elektronischen
Datenverarbeitung zur Anwendung. Einerseits werden originär
elektronisch erstellte Dokumente unmittelbar in den Datenbanken des
jeweiligen Krankenhausinformationssystems (KIS) abgelegt. Darüber
hinaus findet das Scannen von Dokumenten, die zunächst in
Papierform vorliegen, zunehmende Verbreitung. Neben dem
Gesichtspunkt der langfristigen Aufbewahrung kommen bei der
elektronischen Speicherung zahlreiche zusätzliche Vorteile zum
Tragen:

- Der mittlerweile erreichte technische Stand der IT-Systeme
  macht die elektronische Speicherung zu einem sehr sicheren
  Verfahren.

- Die Krankengeschichte ist unabhängig von der personellen
  Besetzung eines sonst erforderlichen Archivs zu jeder Tages-
  und Nachtzeit an beliebigen Stellen innerhalb der
  Krankenanstalt (auch gleichzeitig) verfügbar.

- Es bedarf keines zusätzlichen Personalaufwands für das
  'Ausheben' der Krankengeschichte.

- Die Krankengeschichte steht ohne zeitliche Verzögerung zur
  Verfügung.

- Durch die entsprechende eindeutige Identifikation der Patientin/des Patienten werden die Krankengeschichten einzelner voneinander unabhängiger Behandlungsfälle zusammengeführt, sodass die medizinischen Informationen unmittelbar fall- und auch fachübergreifend genutzt werden können.
- Schließlich entfällt bei elektronischer Speicherung der sonst erhebliche Lagerflächenbedarf.

Bei ambulanter Behandlung beträgt die Aufbewahrungsfrist mindestens 10 Jahre. Während bei einer stationären Betreuung die Entlassung den eindeutigen Endpunkt des jeweiligen Falls darstellt, ist diese Form der Klarheit bei ambulanter Behandlung nicht in gleicher Weise gegeben. Tatsächlich können insbesondere chronische Krankheitsverläufe zu langjährig wiederkehrenden Ambulanzbesuchen Anlass geben. Ein etabliertes Vorgehen besteht in diesem Zusammenhang darin, zumindest jährlich jeweils eine neue Fallzahl im Kontext der Ambulanz einer bestimmten Fachabteilung zu vergeben. Sofern keine medizinische Erfordernis besteht, auf längerfristig zurückliegende Informationen zurückzugreifen, kann somit auch für solche ambulanten Krankengeschichten der Beginn der zehnjährigen Aufbewahrungsfrist festgemacht werden.

Röntgenbilder stellen – wie bereits ausgeführt – neben der Krankengeschichte im engeren Sinn eine eigenständige Entität im Kontext der medizinischen Dokumentation dar, was sich auch in den spezifischen diesbezüglichen Regelungen der Krankenanstaltengesetze widerspiegelt. Röntgenbilder neigen, im Laufe der Zeit zu verblassen, womit sie ihre Aussagekraft verlieren. Aus diesem Grunde ist ihre Aufbewahrungsfrist ebenfalls mit nur mindestens 10 Jahren festgesetzt, auch wenn es sich um Bildmaterial handelt, dass einem stationären Fall zuzuordnen ist. Wesentlich ist dabei jedoch das

Kriterium der Haltbarkeit des physischen Röntgenbilds. Die mittlerweile in weiten Bereichen gebräuchliche elektronische Speicherung unterliegt dagegen keinem schleichenden Verfall, sodass bei solcher Art 'aufbewahrten' radiologischen Bildern aus einem stationären Aufenthalt wiederum die Mindestfrist von 30 Jahren (so wie für die Krankengeschichte selbst) zum Tragen kommt.

Nach erfolgter elektronischer Speicherung (bzw. nach Ablauf der entsprechenden Aufbewahrungsfrist) können die Originaldokumente jedenfalls entsorgt werden. Dies stützt sich insbesondere auf den Umstand, dass aus den Rechtsnormen keine Verpflichtung zur Aufbewahrung der Originale ableitbar ist, vielmehr gelten auch Mikrofilme oder 'andere gleichwertige Informationsträger' als geeignet (obwohl natürlich die Mikroverfilmung aufgrund der technischen Entwicklung mittlerweile keine Rolle mehr spielt). Überdies zielt die allfällige Herausgabe der Krankengeschichte grundsätzlich nur auf Abschriften bzw. Kopien ab[1,2]. Die Sicherstellung, dass nach der Entsorgung der Unterlagen keine Rekonstruktion der Originalinhalte möglich ist, gilt es dabei zu berücksichtigen[3].

---

[1]   Neumayr, S. 636

[2]   In einem anderen Zusammenhang entschied der OGH, dass nach der geeigneten Archivierung auf Datenträgern die Aufbewahrung von Originalurkunden nicht erforderlich ist (OGH 27.4.1999).

[3]   Die ÖNORM S 2109-1 gibt entsprechende Hinweise.

6

Nutzung der Krankengeschichte

Alle mit der Betreuung einer Patientin oder eines Patienten befassten Berufsgruppen können nicht nur Inhalte zur Krankengeschichte beitragen, sondern diese ebenso für ihre Tätigkeit nutzen (auch im Sinne eines Kommunikationsmediums in der arbeitsteiligen Organisation einer Krankenanstalt; siehe Abschnitt 'Medizinische Dokumentation'). Dies schließt explizit auch die Krankenhausapothekerin/den Krankenhausapotheker mit ein[1].

Die grundsätzliche Verpflichtung zur Verschwiegenheit, die ebenfalls in den Krankenanstaltengesetzen (zusätzlich zu den jeweiligen berufsrechtlichen Vorgaben[2]) definiert ist, bietet den entsprechenden rechtlichen Rahmen dafür, dass keine patientenbezogenen Informationen nach außen weitergegeben werden dürfen.

Gleichzeitig muss während der gesamten Aufbewahrungszeit die Kenntnisnahme von Krankengeschichtsinhalten durch Unbefugte hintangehalten werden, sei es durch die geeignete Aufbewahrung 'unter Verschluss' der Originaldokumente oder durch die Sicherheitsmechanismen des jeweiligen Krankenhausinformationssystems bzw. der anderen relevanten IT-Komponenten. Die datenbankseitige Zugriffsprotokollierung, die auch im Datenschutzgesetz ihren Niederschlag findet[3], erlaubt zudem die Nachverfolgung, welche (aufgrund der entsprechenden Nutzerrollen grundsätzlich berechtigten) Personen Einblick in Dokumente nehmen oder Änderungen selbiger durchführen. Nicht zuletzt vor diesem Hintergrund der Nachverfolgbarkeit der Zugriffe ist eine Einschränkung der Nutzung der Krankengeschichte innerhalb einer

Krankenanstalt (beispielsweise auf die Mitarbeiterinnen und Mitarbeiter einer Fachabteilung oder einer bestimmten Berufsgruppe) nicht zielführend.

---

[1]   § 41 Apothekenbetriebsordnung (ABO)
[2]   Vgl. § 54 Ärztegesetz (ÄrzteG)
[3]   § 14 Datenschutzgesetz (DSG)

7

Einsicht in die Krankengeschichte

Die Einsichtnahme in die eigene Krankengeschichte ist verbrieftes Patientenrecht, nicht nur während der Behandlung, sondern auch nach deren Abschluss (einschließlich der Anfertigung von Kopien der Unterlagen, üblicherweise gegen einen angemessenen Kostenersatz). Die Patientin/der Patient kann dieses Recht mittels Vollmacht an eine andere Person übertragen, wobei auch für die Übermittlung der Krankengeschichte an einen allfälligen Rechtsvertreter des Patienten eine entsprechende Vollmacht erforderlich ist. Für nicht geschäftsfähige Patientinnen und Patienten (Kinder, besachwaltete Personen) entscheidet der jeweilige gesetzliche Vertreter bzw. Sachwalter.

Zwar besteht auch nach dem Ableben einer Patientin/eines Patienten die (ärztliche) Schweigepflicht fort, dennoch kann den Angehörigen auf deren Verlangen – auch unabhängig von einer zu Lebzeiten ausgestellten Vollmacht – Einsicht in die Krankengeschichte gewährt werden, wenn dies dem mutmaßlichen Patientenwillen entspricht. Eine diesbezügliche Entscheidung kann somit unter Einbeziehung aller relevanten Umstände nur im Einzelfall erfolgen[1].

Eine Auskunftspflicht besteht darüber hinaus gegenüber Gerichten und Verwaltungsbehörden (einschließlich den von diesen Institutionen bestellten Sachverständigen), sofern der Gesundheitszustand für eine Entscheidung oder Verfügung maßgeblich ist, weiters gegenüber den Sozialversicherungsträgern und den Landesgesundheitsfonds. Schließlich sind die Inhalte einer Krankengeschichte bei entsprechender Anforderung auch an einweisende bzw. weiterbehandelnde Ärztinnen/Ärzte und an andere Krankenanstalten zu übermitteln (wobei in der Steiermark die explizite Zustimmung der Patientin/des Patienten vorgesehen ist). Ferner kommt auch den Patientenanwaltschaften das Recht auf Kopien von Krankengeschichten zu. Ein Kostenersatz kommt in allen genannten Fällen nicht zur Anwendung.

---

[1] Insbesondere auch die Vermutung eines Behandlungsfehlers seitens der Angehörigen ist ein wichtiger Grund für die Ausfolgung der Krankengeschichte, indem die Aufklärung eines solchen Umstandes durchaus als im Sinne des Verstorbenen interpretiert werden kann.

8

In der Zusammenschau

Gerade häufig verwendete Begriffe entziehen sich gerne der klaren Fassbarkeit. Die 'Krankengeschichte' zählt zu dieser Kategorie, sodass erst bei näherer Betrachtung die feinen Schattierungen erkennbar werden. Zwar sind die zentralen Eckpunkte direkt in den entsprechenden Gesetzen auf Bundes- und Landesebene definiert, doch nur in der Zusammenschau aller relevanten Quellen entsteht ein umfassendes Bild dessen, welche Ausprägungsformen der medizinischen Dokumentation die Krankengeschichte bilden, und – ebenso wichtig – welche nicht dazu zählen. Von dieser Grundlage ausgehend spannt sich der kurze aber praxisorientierte Bogen über die Verantwortung für das Führen der Krankengeschichte zur Nutzung der Dokumente und das Recht auf Einsichtnahme schließlich bis hin zur geeigneten Aufbewahrung über die beträchtlichen Zeiträume von bis zu 30 Jahren.

Abkürzungen

ABO	Apothekenbetriebsordnung
ÄrzteG	Ärztegesetz
ASVG	Allgemeines Sozialversicherungsgesetz
Bgld. KAG	Burgenländisches Krankenanstaltengesetz
B-VG	Bundesverfassungsgesetz
CT	Computertomographie
DSG	Datenschutzgesetz
EEG	Elektroenzaphalogramm
EKG	Elektrokardiogramm
GTelG	Gesundheitstelematikgesetz
GTG	Gentechnikgesetz
GuKG	Gesundheits- und Krankenpflegegesetz
IT	Informationstechnologie
KAG	Krankenanstaltengesetz
KAKuG	Kranken- und Kuranstaltengesetz
KIS	Krankenhausinformationssystem
K-KAO	Kärntner Krankenanstaltenordnung
LIS	Laborinformationssystem
MRT	Magnetresonanztomographie
MTD	Medizinisch-technische Dienste
NÖ KAG	Niederösterreichisches Krankenanstaltengesetz
OGH	Oberster Gerichtshof
Oö. KAG	Oberösterreichisches Krankenanstaltengesetz
OP	Operation bzw. Operationssaal
PatVG	Patientenverfügungs-Gesetz

22

SKAG	Salzburger Krankenanstaltengesetz
StKAG	Steiermärkisches Krankenanstaltengesetz
Tir KAG	Tiroler Krankenanstaltengesetz
Wr. KAG	Wiener Krankenanstaltengesetz

Anhang

Nachfolgend finden sich die relevanten Auszüge aus den jeweiligen gesetzlichen Bestimmungen. Am Beginn das Kranken- und Kuranstaltengesetz (KAKuG) des Bundes, danach die jeweiligen Krankenanstaltengesetze der einzelnen Bundesländer (in alphabetischer Reihenfolge). Stand Februar 2013.

Kranken- und Kuranstaltengesetz (KAKuG)

Führung von Krankengeschichten und sonstigen Vormerkungen

§ 10. (1) Durch die Landesgesetzgebung sind die Krankenanstalten zu verpflichten:

1. über die Aufnahme und die Entlassung der Pfleglinge Vormerke zu führen, sowie im Fall der Ablehnung der Aufnahme und bei der Aufnahme nach § 22 Abs. 1 letzter Satz die jeweils dafür maßgebenden Gründe zu dokumentieren;

2. Krankengeschichten anzulegen, in denen

a) die Vorgeschichte der Erkrankung (Anamnese), der Zustand des Pfleglings zur Zeit der Aufnahme (status praesens), der Krankheitsverlauf (decursus morbi), die angeordneten Maßnahmen sowie die erbrachten ärztlichen und gegebenenfalls zahnärztlichen Leistungen einschließlich Medikation (insbesondere hinsichtlich Name, Dosis und Darreichungsform) und Aufklärung des Pfleglings und

b) sonstige angeordnete sowie erbrachte wesentliche Leistungen, insbesondere der pflegerischen, einer allfälligen psychologischen bzw. psychotherapeutischen Betreuung sowie Leistungen der medizinisch-technischen Dienste, darzustellen sind;

3. die Krankengeschichten mindestens 30 Jahre, allenfalls in Mikrofilmen in doppelter Ausfertigung oder auf anderen gleichwertigen Informationsträgern, deren Lesbarkeit für den Aufbewahrungszeitraum gesichert sein muss, aufzubewahren; für Röntgenbilder und

andere Bestandteile von Krankengeschichten, deren Beweiskraft nicht 30 Jahre hindurch gegeben ist, sowie bei ambulanter Behandlung kann durch die Landesgesetzgebung eine kürzere Aufbewahrungsfrist, mindestens jedoch zehn Jahre vorgesehen werden;

4. den Gerichten und Verwaltungsbehörden in Angelegenheiten, in denen die Feststellung des Gesundheitszustandes für eine Entscheidung oder Verfügung im öffentlichen Interesse von Bedeutung ist, ferner den Sozialversicherungsträgern und Organen von Landesgesundheitsfonds im Sinne der Vereinbarung gemäß Art. 15a B-VG über die Organisation und Finanzierung des Gesundheitswesens bzw. von diesen beauftragten Sachverständigen, soweit dies zur Wahrnehmung der diesen obliegenden Aufgaben erforderlich ist, sowie einweisenden oder weiterbehandelnden Ärzten oder Zahnärzten oder Krankenanstalten kostenlos Kopien von Krankengeschichten und ärztlichen Äußerungen über den Gesundheitszustand von Pfleglingen zu übermitteln;

5. den mit dem öffentlichen Gesundheitsdienst betrauten Behörden alle Mitteilungen zu erstatten, die zur Einhaltung zwischenstaatlicher Verpflichtungen und zur Überwachung der Einhaltung bestehender Vorschriften erforderlich sind.

6. über Entnahmen nach § 5 Organtransplantationsgesetz, BGBl. I Nr. 108/2012 und § 4 Abs. 5 Gewebesicherheitsgesetz, BGBl. I Nr. 49/2008, Niederschriften zur Krankengeschichte aufzunehmen und gemäß Z 3 zu verwahren;

7. bei der Führung der Krankengeschichte Patientenverfügungen (§ 2 Abs. 1 Patientenverfügungsgesetz, BGBl. I Nr. 55/2006) des Pfleglings zu dokumentieren;

8. im Rahmen der Krankengeschichte allfällige Widersprüche gemäß § 44 und § 5 Abs. 1 Organtransplantationsgesetz, BGBl. I Nr. 108/2012 zu dokumentieren.

(2) Die Abgabe wissenschaftlich begründeter Gutachten wird durch die Bestimmungen des Abs. 1 nicht berührt.

(3) Die Führung der Krankengeschichte obliegt hinsichtlich der Aufzeichnungen

1. gemäß Abs. 1 Z 2 lit. a dem für die ärztliche Behandlung verantwortlichen Arzt, gegebenenfalls dem für die zahnärztliche Behandlung Verantwortlichen, und

2. gemäß Abs. 1 Z 2 lit. b der jeweils für die erbrachten sonstigen Leistungen verantwortlichen Person.

(4) Aufzeichnungen, die Geheimnisse betreffen, die Angehörigen des klinisch psychologischen, gesundheitspsychologischen und psychotherapeutischen Berufes und ihren Hilfspersonen in Ausübung ihres Berufes anvertraut oder bekannt geworden sind, dürfen im Rahmen der Krankengeschichte oder der sonstigen Vormerke im Sinne des Abs. 1 Z 1 nicht geführt werden.

(5) Die Landesgesetzgebung kann die Rechtsträger von Krankenanstalten ermächtigen, die Speicherung, Verarbeitung und Aufbewahrung von Krankengeschichten anderen Rechtsträgern zu übertragen, wenn für diese Rechtsträger und die in ihnen beschäftigten Personen eine gesetzliche Verschwiegenheitspflicht besteht oder durch die Landesgesetzgebung auferlegt wird. Die Ermächtigung kann auch die Speicherung, Verarbeitung und Aufbewahrung mittels automationsunterstützter Datenverarbeitung beinhalten. Weitergaben von personenbezogenen Daten durch Rechtsträger, denen die Speicherung, Verarbeitung und Aufbewahrung übertragen wurde, sind nur an Ärzte oder Zahnärzte oder Krankenanstalten zulässig, in deren Behandlung der Betroffene steht.

Burgenländisches
Krankenanstaltengesetz (Bgld. KAG)

§ 16
Führung von Krankengeschichten und sonstigen Vormerkungen

(1) Die Krankenanstalten sind verpflichtet, über sämtliche Patienten Krankengeschichten und sonstige Vormerkungen, insbesondere über die Aufnahme und Entlassung der Patienten, über Operationen, über Organentnahmen und über von Patienten getroffene Verfügungen zu führen.

(2) Die Vormerkungen über die Aufnahme und Entlassung der Patienten haben jedenfalls zu enthalten
a) Vor- und Zunamen;
b) Geburtsdatum;
c) Geschlecht und Wohnanschrift sowie
d) bei nicht eigenberechtigten Personen den Vor- und Zunamen und Wohnanschrift des gesetzlichen Vertreters.
Weiters sind die Bezeichnung der Krankheit, der Aufnahme- und Entlassungstag oder der Todestag und die Todesursache sowie im Falle der Ablehnung der Aufnahme eines Patienten die dafür wesentlichen Gründe anzuführen. Im Falle eines durch Schwangerschaft hervorgerufenen seelischen Notstands kann die Anstaltsordnung vorsehen, dass die Angaben gemäß lit. a bis d entfallen.

(3) In den Krankengeschichten sind die Vorgeschichte der Erkrankung (Anamnese), der Zustand des Patienten zur Zeit der Aufnahme (status praesens) und der Krankheitsverlauf (decursus morbi) darzustellen. Weiters sind die Art der angeordneten ärztlichen und gegebenenfalls zahnärztlichen Maßnahmen, die erbrachten ärztlichen und gegebenenfalls zahnärztlichen Leistungen sowie Angaben über die dem Patienten erteilte Aufklärung anzuführen. Die Krankengeschichten haben ebenfalls Angaben über die Medikation zu enthalten, wobei jedenfalls der Name der Medikamente, die Dosis und die Form, die Dauer und die Zeit der Verabreichung anzugeben sind. Weiters sind auch der Zustand des Patienten und die Art seiner Behandlung zur Zeit des Abganges anzuführen. Die Abschrift einer etwaigen Obduktionsniederschrift ist der Krankengeschichte beizugeben.

(4) In den Krankengeschichten sind weiters sonstige angeordnete sowie erbrachte Leistungen, insbesondere von Angehörigen der Gesundheits- und Krankenpflegeberufe sowie von Angehörigen der übrigen Gesundheitsberufe, ferner eine allfällige psychologische oder psychotherapeutische Betreuung, darzustellen.

(5) Über Operationen sind eigene Operationsniederschriften zu führen und der Krankengeschichte anzuschließen.
(6) Über die Entnahme von Organen und Organteilen von Verstorbenen zum Zwecke der Transplantation sind Niederschriften zu führen und der Krankengeschichte anzuschließen. Diese Niederschriften haben insbesondere Angaben über den Todeszeitpunkt und die Art der Feststellung des Todes des Organspenders sowie den Zeitpunkt der Organentnahme und die entnommenen Organe und Organteile zu enthalten. Ferner sind auch über Entnahmen nach § 4 Abs. 5 des Gewebesicherheitsgesetzes - GSG, BGBl. I Nr. 49/2008, Niederschriften zur Krankengeschichte aufzunehmen.

(7) Über Verfügungen der Patienten sind Dokumentationen zu führen und der Krankengeschichte anzuschließen, insbesondere
1. über Patientenverfügungen gemäß § 2 Abs. 1 des Patienten-verfügungs-Gesetzes - PatVG, BGBl. I Nr. 55/2006, sowie
2. über Erklärungen, mit denen ein Patient oder vor dessen Tod sein gesetzlicher Vertreter eine Organspende nach dem Tod ausdrücklich ablehnen.

(8) Aufzeichnungen, die Geheimnisse betreffen, die Angehörigen des klinisch psychologischen, gesundheitspsychologischen und psycho-therapeutischen Berufes und ihren Hilfspersonen in Ausübung ihres Berufes anvertraut wurden oder bekannt geworden sind, dürfen im Rahmen der Krankengeschichte oder der sonstigen Vormerkungen nicht geführt werden.

(9) Die Führung der Krankengeschichte hinsichtlich der Aufzeichnungen gemäß Abs. 3 obliegt dem für die ärztliche bzw. zahnärztliche Behandlung jeweils verantwortlichen Arzt, gegebenen-falls dem für die zahnärztliche Behandlung Verantwortlichen. Die Führung der Krankengeschichte gemäß Abs. 4 obliegt den für diese Leistungen verantwortlichen Personen. Die Krankengeschichten und sonstigen Vormerkungen sind so zu führen, dass sie von unbefugten Personen nicht eingesehen werden können.

(10) Die Krankengeschichten und die sonstigen Vormerkungen sind, allenfalls in Mikrofilmen in doppelter Ausfertigung oder auf anderen gleichwertigen Informationsträgern, deren Lesbarkeit für den Auf-bewahrungszeitraum gesichert sein muss, mindestens 30 Jahre aufzu-bewahren. Röntgenbilder und andere Bestandteile von Kranken-geschichten, deren Beweiskraft nicht 30 Jahre hindurch anhält, sowie Krankengeschichten über ambulante Behandlungen sind mindestens zehn Jahre aufzubewahren. Im Falle der Auflassung einer Krankenanstalt sind die Krankengeschichten und sonstigen Vor-merkungen, deren Aufbewahrungsdauer noch nicht abgelaufen ist, der

Landesregierung zur weiteren Aufbewahrung zu übermitteln. Nach Ablauf der Aufbewahrungsfrist können die Krankengeschichten und sonstigen Vormerkungen vernichtet werden.

(11) Die Rechtsträger der Krankenanstalten sind ermächtigt, die Speicherung, Verarbeitung und Aufbewahrung von Krankengeschichten und sonstigen Vormerkungen auch mittels automationsunterstützter Datenverarbeitung anderen Rechtsträgern von Krankenanstalten und fachlich geeigneten Unternehmungen zu übertragen. Diese und die bei ihnen beschäftigten Personen sind zur Verschwiegenheit im Sinne des § 30 verpflichtet. Die Weitergabe von personenbezogenen Daten ist nur an Ärzte oder Zahnärzte und an Krankenanstalten zulässig, in deren Behandlung der betroffene Patient steht. Abs. 10 vorletzter und letzter Satz gelten sinngemäß.

(11a) Für Zwecke der Überwachung nosokomialer Infektionen sind die Krankenanstalten berechtigt, Daten der Patienten indirekt personenbezogen zu verarbeiten und für Zwecke der Überwachung anonymisiert weiterzuleiten.

(12) Die Abgabe wissenschaftlich begründeter Gutachten wird durch Abs. 1 und 2 nicht berührt.

Kärntner Krankenanstaltenordnung (K-KAO)

§ 34
Krankengeschichten und sonstige Vormerkungen

(1) Für jeden Patienten ist eine Krankengeschichte anzulegen, in welcher darzustellen sind:

1. Die Vorgeschichte der Erkrankung (Anamnese),
2. der Zustand des Patienten zur Zeit der Aufnahme (status praesens),
3. der Krankheitsverlauf (decursus morbi),
4. Art und Umfang der beratenden, diagnostischen oder therapeutischen Leistungen einschließlich der Medikation (Name, Dosis und Darreichungsform), bei der Anwendung von Arzneispezialitäten, die der Chargenfreigabe bedürfen, auch die Angabe der zur Identifizierung dieser Arzneispezialitäten und der jeweiligen Chargen erforderlichen Daten,
5. sonstige angeordnete sowie erbrachte wesentliche Leistungen, insbesondere der pflegerischen, einer allfälligen psychologischen bzw. psychotherapeutischen Betreuung sowie Leistungen der medizinisch-technischen Dienste,
6. wesentlicher Inhalt der ärztlichen Aufklärung des Patienten und
7. der Zustand des Patienten zur Zeit seines Abganges aus der Anstalt.

(2) Über Operationen sind eigene Operationsprotokolle zu führen und der Krankengeschichte beizufügen.

(3) Die Führung der Krankengeschichte obliegt mit Ausnahme der Darstellung der gemäß Abs 1 Z 5 erbrachten Leistungen dem behandelnden Arzt oder Zahnarzt; die Darstellung der nach Abs 1 Z 5 erbrachten Leistungen, der hiefür verantwortlichen Person. Die für die Führung der Krankengeschichte Verantwortlichen und der ärztliche Leiter der zuständigen Abteilung haben sie zu fertigen.

(4) Die Verwahrung der Krankengeschichten hat derart zu erfolgen, daß eine mißbräuchliche Kenntnisnahme ihres Inhaltes verläßlich ausgeschlossen wird.

(4a) Die Rechtsträger von Krankenanstalten sind ermächtigt, die Verarbeitung von Krankengeschichten und sonstigen Vormerkungen - dies auch mittels automationsunterstützter Datenverarbeitung - solchen Dienstleistern zu überlassen, die die Kriterien der Abs 4 und 5 erfüllen. Für die Dienstleister, denen die Verarbeitung übertragen wurde, und die bei ihnen beschäftigten Personen besteht Verschwiegenheitspflicht im Umfang des § 32. Diese Dienstleister haben die bei ihnen Beschäftigten vor Aufnahme ihrer Tätigkeit ausdrücklich auf diese Verpflichtung hinzuweisen. Weitergaben von personenbezogenen Daten durch diese sind nur an Ärzte oder Krankenanstalten zulässig, in deren Behandlung der Betroffene steht, und nur sofern ein Auftrag jener Krankenanstalt vorliegt, die die Krankengeschichte oder die sonstige Vormerkung angelegt hat.

(5) Nach ihrem Abschluss sind Krankengeschichten mindestens 30 Jahre - allenfalls in Mikrofilmen in doppelter Ausfertigung oder auf anderen gleichwertigen Informationsträgern, deren Lesbarkeit für den Aufbewahrungszeitraum gesichert sein muss - aufzubewahren. Röntgenbilder, EEG-Kurven, Polysomnografien und andere Bestandteile von Krankengeschichten, deren materialbedingte Veränderungen bewirken, dass ihnen über ihren Informationsgehalt nicht 30 Jahre hindurch Beweiskraft zukommt, sowie Krankengeschichten

aus ausschließlich ambulanter Behandlung sind mindestens 10 Jahre aufzubewahren. Krankengeschichten, die nach Ablauf der vorgesehenen Frist ausgeschieden werden sollen, sind unter Aufsicht sorgfältig zu vernichten. Im Falle der Auflösung einer Krankenanstalt sind die Krankengeschichten der Bezirksverwaltungsbehörde zur Aufbewahrung während der vorgesehenen Frist zu übergeben.

(6) Abschriften (Kopien) von Krankengeschichten und ärztlichen Äußerungen über den Gesundheitszustand von Patienten sind auf Verlangen den Gerichten und den Verwaltungsbehörden in Angelegenheiten, in denen die Feststellung des Gesundheitszustandes für eine Entscheidung oder Verfügung im öffentlichen Interesse von Bedeutung ist, kostenlos zu übermitteln. Das Vorliegen der öffentlichen Interessen ist bei der Anforderung anzuführen. Ferner sind mit der Aufnahmezahl den Sozialversicherungsträgern und den Organen des Landesgesundheitsfonds bzw. den von diesem beauftragten Sachverständigen, soweit dies zur Wahrnehmung der diesen obliegenden Aufgaben erforderlich ist, sowie den einweisenden oder weiterbehandelnden Ärzten, Zahnärzten oder Krankenanstalten über Aufforderung kostenlos sowie mit dem Auftrag des Weitergabeverbotes Abschriften von Krankengeschichten und ärztlichen Äußerungen über den Gesundheitszustand von Anstaltspatienten zur Verfügung zu stellen. Mit Zustimmung des Patienten sind Abschriften (Kopien) von Krankengeschichten auch dem Patientenanwalt kostenlos zur Verfügung zu stellen. Krankheitsspezifische nicht anonymisierte Daten dürfen nur mit Zustimmung des Patienten verwertet werden. Den aus diesem Absatz ableitbaren Verpflichtungen kann auch durch die Bereitstellung eines elektronischen Zuganges oder durch elektronische Übermittlung entsprochen werden.

(6a) Personen, auf die sich eine Krankengeschichte bezieht, sowie deren mit einer ausdrücklich auf die Einsicht in die Krankengeschichte oder deren Ausfolgung Bezug nehmenden Vollmacht ausgestatteten Vertreter haben das Recht auf Einsichtnahme oder die kostenlose Ausfolgung, ausgenommen dagegen sprechen wichtige medizinische oder therapeutische Gründe.

(7) Den mit dem öffentlichen Gesundheitsdienst betrauten Behörden sind alle Mitteilungen zu erstatten, die zur Einhaltung zwischenstaatlicher Verpflichtungen und zur Überwachung der Einhaltung bestehender Vorschriften erforderlich sind.

(8) Über die Entnahme von Organen oder Organteilen Verstorbener zum Zwecke der Transplantation sowie die Entnahme von Zellen oder Gewebe von Verstorbenen ist eine Niederschrift zur Krankheitsgeschichte aufzunehmen und gemäß Abs 5 zu verwahren. In dieser Niederschrift hat der den Tod feststellende Arzt darzustellen, wie der Tod festgestellt wurde und wann dieser eingetreten ist. Der die Entnahme durchführende Arzt hat Angaben über die Entnahme, insbesondere die entnommenen Organe oder Organteile, und den Zeitpunkt der Durchführung, in die Niederschrift aufzunehmen. Die Niederschrift ist sowohl vom Arzt, der den Tod festgestellt hat , als auch von dem Arzt, der die Entnahme durchgeführt hat, zu unterfertigen. In der Krankengeschichte des Empfängers ist auf die Niederschrift über die Entnahme hinzuweisen.

(9) Bei der Führung der Krankengeschichte sind Patientenverfügungen (§ 2 Abs 1 Patientenverfügungsgesetz) des Patienten zu dokumentieren. Gleiches gilt für Erklärungen, mit denen ein Patient oder sein gesetzlicher Vertreter für den Todesfall eine Organspende ausdrücklich ablehnt.

(10) Aufzeichnungen, die Geheimnisse betreffen, die Angehörigen des klinisch psychologischen, gesundheits-psychologischen und psychotherapeutischen Berufes und deren Hilfspersonal in Ausübung ihres Berufes anvertraut oder bekannt geworden sind, dürfen im Rahmen der Krankengeschichte oder der sonstigen Vormerke im Sinne des

Abs 1 sowie der Aufzeichnungen gemäß § 33 Abs 1 nicht geführt werden.

(11) Die Abgabe wissenschaftlich begründeter Gutachten wird durch die Bestimmungen der Abs 1 bis 8 nicht berührt.

(12) Die Bestimmungen der Abs 1 bis 9 gelten für die Dokumentation und Aufbewahrung der nach dem Unterbringungsgesetz, BGBl Nr 155/1990, zu führenden Aufzeichnungen sinngemäß.

Niederösterreichisches Krankenanstaltengesetz (NÖ KAG)

Führung von Krankengeschichten und sonstigen Vormerkungen
§ 21

(1) Die Krankenanstalten sind verpflichtet:
a) Vormerke über die Aufnahme und Entlassung der Patienten (Aufnahmebuch) zu führen, in denen die Patienten jedenfalls unter fortlaufenden Nummern mit Vor- und Zuname (bei Frauen auch unter Angabe des Geburtsnamens), Geburtsdaten und bei nicht eigenberechtigten Patienten auch unter Angabe des Vor- und Zunamens, Berufes und Wohnortes ihres gesetzlichen Vertreters, ferner unter Bezeichnung der Krankheit, zu deren Behandlung die Aufnahme erfolgt ist, sowie des Aufnahme- und Entlassungstages bzw. des Todestages und der Todesursache einzutragen sind. Im Fall der Ablehnung der Aufnahme eines Patienten sind in der Aufnahmedokumentation die dafür maßgebenden Gründe festzuhalten. In Fällen, in denen sich Schwangere oder Gebärende in einer psychosozialen Notsituation befinden und daher das Leben oder die gedeihliche Entwicklung des Neugeborenen gefährdet erscheinen, kann über Wunsch der Frau von der Aufnahme der persönlichen Daten Abstand genommen werden (anonyme Geburt). Über die Folgen einer anonymen Geburt ist sie in Anwesenheit und unter Mitwirkung eines Mitarbeiters der örtlich zuständigen Jugendabteilung (Bezirksverwaltungsbehörde) in Kenntnis zu setzen. Dies ist in der Krankengeschichte zu dokumentieren. Die Identifikation erfolgt

ausschließlich über die Aufnahmezahl. Für eine allfällig später erforderliche Identifikation aus der Sicht der Mutter ist ihr die Aufnahmezahl bekanntzugeben. Dieser Umstand ist ebenfalls zu dokumentieren.

b) Krankengeschichten anzulegen, in denen die Vorgeschichte der Erkrankung (Anamnese), der Zustand des Patienten zur Zeit der Aufnahme (status praesens) und der Krankheitsverlauf (decursus morbi) sowie der Zustand des Patienten zur Zeit seines Abganges aus der Krankenanstalt darzustellen ist. Die Krankengeschichte hat ferner die angeordneten Maßnahmen sowie die erbrachten ärztlichen und gegebenenfalls zahnärztlichen Leistungen einschließlich Medikation (insbesondere hinsichtlich Name, Dosis und Darreichungsform) und die Aufklärung des Patienten zu enthalten. Aus der Krankengeschichte müssen weiters der Ablauf der Diagnostik und die Grundlagen für die therapeutischen Konsequenzen ersichtlich sein. In der Krankengeschichte sind ferner sonstige angeordnete sowie erbrachte wesentliche Leistungen, insbesondere der pflegerischen (Pflegedokumentation), einer allfälligen psychologischen bzw. psychotherapeutischen Betreuung sowie Leistungen der medizinisch-technischen Dienste darzustellen. Die Leistungen sind von den anordnenden bzw. ausführenden Personen in der Krankengeschichte nachvollziehbar abzuzeichnen. Der Krankengeschichte ist eine Abschrift einer allfälligen Obduktionsniederschrift anzuschließen.

c) Über Operationen sind eigene Operationsprotokolle zu führen und der Krankengeschichte beizulegen.

d) Bei der Führung der Krankengeschichte sind Patientenverfügungen (§ 2 Abs. 1 Patientenverfügungsgesetz, BGBl. I Nr. 55/2006) des Patienten zu dokumentieren.

e) Im Rahmen der Krankengeschichte sind allfällige Widersprüche gegen die Heranziehung zu Unterrichtszwecken sowie gegen die Entnahme von Organen und Organteilen zum Zwecke der Transplantation (§ 62a Abs. 1 des Bundesgesetzes über Krankenanstalten und Kuranstalten, BGBl. Nr. 1/1957 in der Fassung BGBl. I Nr. 49/2008), zu dokumentieren.

(2) Die Führung der Krankengeschichte obliegt hinsichtlich der ärztlichen und gegebenenfalls zahnärztlichen Leistungen dem für die Behandlung verantwortlichen Arzt bzw. Zahnarzt, hinsichtlich der sonstigen im Abs. 1 lit.b genannten Leistungen der für sie verantwortlichen Person. Während der Behandlungsdauer und nach ihrem Abschluß sind die Krankengeschichten so zu verwahren, daß eine mißbräuchliche Kenntnisnahme ihres Inhaltes ausgeschlossen wird. Die Krankenanstalten sind verpflichtet, die Krankengeschichten, Operations- und Obduktionsprotokolle nach Abschluss des Behandlungsfalles mindestens 30 Jahre, allenfalls in Form von Mikrofilmen oder auf anderen gleichwertigen Informationsträgern, deren Lesbarkeit für den Aufbewahrungszeitraum gesichert sein muss, in doppelter Ausfertigung, aufzubewahren. Bei Auflassung der Krankenanstalt und nach Ablauf der Aufbewahrungsfrist sind die Krankengeschichten, Operations- und Obduktionsprotokolle unter Aufsicht zu vernichten, wenn der Leiter der Anstaltsabteilung keine längere Aufbewahrung anordnet.

(3) Die Krankenanstalten sind verpflichtet, den Gerichten und Verwaltungsbehörden in Angelegenheiten, in denen die Feststellung des Gesundheitszustandes für eine Entscheidung oder Verfügung im öffentlichen Interesse von Bedeutung ist, ferner den Sozialversicherungsträgern und von Sozialversicherungsträgern beauftragten Sachverständigen sowie den Geschäftsführern des NÖ Gesundheits- und Sozialfonds und von diesen beauftragten Sachverständigen oder Bediensteten des NÖ Gesundheits- und Sozialfonds oder der NÖ Patienten- und Pflegeanwaltschaft (§ 91), soweit dies zur Wahrnehmung der diesen obliegenden Aufgaben erforderlich ist, sowie einweisenden oder weiterbehandelnden Ärzten oder Zahnärzten oder Krankenanstalten über Anforderung kostenlos Kopien von Krankengeschichten und ärztlichen bzw. zahnärztlichen Äußerungen über den Gesundheitszustand von Patienten zu übermitteln. Ferner sind sonstigen Gesundheits- und Sozialeinrichtungen (Sozialdienste, Sozialstationen) über deren Anforderung Abschriften jener Teile der

Krankengeschichte kostenlos zu übermitteln, deren Kenntnisse für die weitere medizinische Betreuung der Patienten unbedingt erforderlich ist. Ferner sind den privaten Versicherungsträgern über deren Anforderung Abschriften von Krankengeschichten und ärztlichen Äußerungen über den Gesundheitszustand des Patienten gegen Ersatz der damit verbundenen Aufwendungen zu übermitteln, soweit dies zur Beurteilung und Erfüllung von Ansprüchen aus einem konkreten Versicherungsfall notwendig ist und der Patient dem ausdrücklich schriftlich zugestimmt und dies im Einzelfall nicht untersagt hat. Außerdem ist dem Patienten oder seiner Vertrauensperson über Wunsch Einsicht in die Krankengeschichte zu gewähren oder ihnen gegen angemessenen Kostenersatz eine Abschrift derselben zu übermitteln, wobei die Ausfolgung vom ärztlichen Leiter der Krankenanstalt an die Erläuterung durch den behandelnden Arzt geknüpft werden kann, wenn dies zur Wahrung des Patientenwohles geboten ist.

(4) Bei der Entlassung eines Patienten ist neben dem Entlassungsschein unverzüglich ein Entlassungsbrief anzufertigen, der die für eine allfällige weitere ärztliche, psychologische, psychotherapeutische und pflegerische Betreuung oder Betreuung durch Hebammen notwendigen Angaben und Empfehlungen sowie allfällige notwendige Anordnungen für die Angehörigen der Gesundheits- und Krankenpflegeberufe, Angehörige der gehobenen medizinisch-technischen Dienste oder Heilmasseure zur unerlässlich gebotenen Betreuungskontinuität zu enthalten hat. In diesem sind die Angaben und Empfehlungen bzw. Anordnungen übersichtlich und zusammengefasst dazustellen. Empfehlungen hinsichtlich der weiteren Medikation haben den vom Hauptverband der österreichischen Sozialversicherungsträger herausgegebenen Erstattungskodex und die Richtlinien über die ökonomische Verschreibweise von Heilmitteln und Heilbehelfen zu berücksichtigen. Ausnahmen sind ausschließlich aus medizinischer Notwendigkeit zulässig, erforderlichenfalls ist eine Bewilligung des chef- und kontrollärztlichen Dienstes der

Krankenversicherungsträger einzuholen. Dieser Entlassungsbrief ist nach Entscheidung des Patienten diesem oder

1. dem einweisenden oder weiterbehandelnden Arzt bzw. Zahnarzt und

2. bei Bedarf den für die weitere Betreuung in Aussicht genommenen Angehörigen eines Gesundheitsberufes und

3. bei Bedarf der für die weitere Pflege und Betreuung in Aussicht genommenen Einrichtung

zu übermitteln.

Weisen die Befunde auf bösartige oder sonstige schwere Erkrankungen hin, ist der Patient nachweislich hievon in Kenntnis zu setzen und über sein Verlangen zu einer Befundbesprechung einzuladen. Auf diese Möglichkeit ist von der Krankenanstalt ausdrücklich hinzuweisen.

(5) Die Krankenanstalten sind ferner verpflichtet, den mit dem öffentlichen Gesundheitsdienst betrauten Behörden alle Mitteilungen zu erstatten, die zur Einhaltung zwischenstaatlicher Verpflichtungen und zur Überwachung der Einhaltung bestehender Vorschriften erforderlich sind.

(6) Der verantwortliche ärztliche Leiter der Anstalt hat zu entscheiden, welchen Personen oder anderen als in Abs. 3 und 4 genannten Stellen Abschriften von Krankengeschichten und ärztlichen Äußerungen über den Gesundheitszustand von Patienten unter Beachtung der ärztlichen Verschwiegenheitspflicht ausgefolgt werden können.

(7) Die Abgabe wissenschaftlich begründeter Gutachten wird durch die Bestimmungen der vorangegangenen Absätze nicht berührt.

(8) Die Rechtsträger von Krankenanstalten können die Speicherung, Verarbeitung und Aufbewahrung von Krankengeschichten – auch mittels automationsunterstützter Datenverarbeitung – entweder in der

Krankenanstalt durchführen oder anderen Rechtsträgern übertragen. Für diese Rechtsträger und die in ihnen beschäftigten Personen kommen die Bestimmungen des § 20 sinngemäß zur Anwendung. Weitergaben von personenbezogenen Daten durch Rechtsträger, denen die Speicherung, Verarbeitung und Aufbewahrung übertragen wurde, sind nur über Auftrag des Rechtsträgers der Krankenanstalt zulässig.

(9) Röntgenbilder und andere Bestandteile der Krankengeschichten, deren Beweiskraft nicht 30 Jahre hindurch gegeben ist, sowie Krankengeschichten aus ausschließlich ambulanter Behandlung sind mindestens 10 Jahre aufzubewahren. Die Bestimmungen des Abs. 1 bis 8 gelten sinngemäß.

(10) Soferne es der Patient nicht ausdrücklich untersagt, dürfen patientenbezogene Vermerke am Krankenbett angebracht werden.

(11) Aufzeichnungen, die Geheimnisse betreffen, die Angehörigen des klinischpsychologischen, gesundheitspsychologischen und psychotherapeutischen Berufes und ihren Hilfspersonen in Ausübung ihres Berufes anvertraut oder bekannt geworden sind, dürfen im Rahmen der Krankengeschichte oder der sonstigen Vormerke im Sinne des Abs. 1 lit.a nicht geführt werden.

(12) Die Krankenanstalten sind verpflichtet, über die Entnahme von Organen und Organteilen Verstorbener zum Zwecke der Transplantation und über Entnahmen nach § 4 Abs. 5 Gewebesicherheitsgesetz, BGBl. I Nr. 49/2008, Niederschriften zur Krankengeschichte aufzunehmen und im Sinne des Abs. 2 zu verwahren.

Oberösterreichisches
Krankenanstaltengesetz (Oö. KAG)

§ 21
Krankengeschichten und sonstige Vormerke

(1) In Krankenanstalten sind

1. Vormerke über die Aufnahme und Entlassung der Patienten (Aufnahmebuch oder -kartei) zu führen, in denen die Patienten jedenfalls unter fortlaufenden Nummern mit Vor- und Familienname (unter Angabe eines allfälligen Geburtsnamens), den Geburtsdaten und bei nicht eigenberechtigten Patienten auch unter Angabe des Vor- und Familiennamens, Berufes und Wohnortes ihres gesetzlichen Vertreters, ferner unter Bezeichnung der Krankheit, durch die die Aufnahme verursacht wurde, sowie des Aufnahme- und des Entlassungstages bzw. des Todestages und der Todesursache einzutragen sind; ferner Vormerke über die maßgebenden Gründe für die Ablehnung der Aufnahme oder die tagesklinische Aufnahme nach § 46 Abs. 1 letzter Satz; die Eintragung des Vor- und Familiennamens, der Geburtsdaten und der Daten des gesetzlichen Vertreters kann unterbleiben, wenn Frauen, die zur Entbindung aufgenommen werden, dies verlangen;

2. Krankengeschichten anzulegen, in denen

a) unter Übernahme der in Z 1 bezeichneten Angaben die Vorgeschichte der Erkrankung (Anamnese), der Zustand des Patienten zur Zeit der Aufnahme (status praesens), der Krankheitsverlauf (decursus morbi), die angeordneten Maßnahmen sowie die erbrachten ärztlichen und gegebenenfalls zahnärztlichen Leistungen einschließlich Medikation (insbesondere hinsichtlich Name, Dosis, Darreichungsform und Chargen im Sinn des § 26 Abs. 7 des Arzneimittelgesetzes) und Aufklärung des Patienten und

b) sonstige angeordnete sowie erbrachte wesentliche Leistungen, insbesondere der pflegerischen, einer allfälligen psychologischen bzw. psychotherapeutischen Betreuung sowie Leistungen der medizinisch-technischen Dienste und

c) der Zustand des Patienten zur Zeit seiner Entlassung aus der Krankenanstalt, gegebenenfalls mit einer Abschrift der Obduktionsniederschrift (§ 49 Abs. 3), und

d) Patientenverfügungen (§ 2 Abs. 1 PatVG) und

e) allfällige Widersprüche des Patienten gemäß §§ 44 und 62a Abs. 1 KAKuG darzustellen sind;

3. über Operationen eigene Operationsniederschriften zu führen und der Krankengeschichte beizulegen;

4. über Entnahmen nach § 62a KAKuG und § 4 Abs. 5 Gewebesicherheitsgesetz eigene Niederschriften zu führen und der Krankengeschichte beizulegen; die Niederschriften über Entnahmen nach § 62a KAKuG haben insbesondere Angaben darüber zu enthalten, wie der Tod des Spenders festgestellt wurde und wann dieser eingetreten ist, weiters Angaben über die Entnahme selbst, insbesondere über die entnommenen Organe oder Organteile und den Zeitpunkt der Durchführung.

(Anm: LGBl. Nr. 41/2001, 71/2001, 87/2001, 122/2006, 35/2008, 83/2009, 70/2011)

(2) Die Führung der Krankengeschichte obliegt hinsichtlich der Aufzeichnungen

1. gemäß Abs. 1 Z 2 lit. a, c, d und e dem für die ärztliche Behandlung verantwortlichen Arzt gegebenenfalls dem für die zahnärztliche Behandlung Verantwortlichen, und

2. gemäß Abs. 1 Z 2 lit. b der jeweils für die erbrachten sonstigen Leistungen verantwortlichen Person. (Anm: LGBl.Nr. 70/2011)

(3) Die Operationsniederschriften sind vom behandelnden Arzt zu

führen, Niederschriften gemäß Abs. 1 Z 4 sind hinsichtlich der Feststellungen über den Eintritt des Todes von dem den Tod feststellenden Arzt, hinsichtlich der Angaben über die Entnahme von dem die Entnahme durchführenden Arzt zu unterfertigen.

(4) Aufzeichnungen, die Geheimnisse betreffen, die den in einer Krankenanstalt beschäftigten Personen anvertraut oder bekannt geworden sind, dürfen im Rahmen der Krankengeschichte oder der sonstigen Vormerke nicht geführt werden. Ausgenommen davon sind jene Geheimnisse, für die eine Verschwiegenheitspflicht gemäß § 20 Abs. 2 nicht besteht.

(5) Die Verwahrung der Krankengeschichten und sonstigen Vormerke hat derart zu erfolgen, daß eine mißbräuchliche Kenntnisnahme ihres Inhaltes verläßlich ausgeschlossen ist. Nach ihrem Abschluß sind Vormerke gemäß Abs. 1 Z 2, 3 und 4 mindestens 30 Jahre, allenfalls in Form von Mikrofilmen oder auf einem zur Speicherung geeigneten Medium der elektronischen Datenverarbeitung (Magnetband, Diskette, Bildplatte usw.) in doppelter Ausfertigung, getrennt aufzubewahren; Hilfsmittel zur Erstellung von Befunden (wie Röntgenbilder, Präparate, EEG- und EKG-Aufzeichnungen und dgl.) sowie Vormerke gemäß Abs. 1 Z 2 und 3 bei ambulanter Untersuchung oder Behandlung sind mindestens zehn Jahre aufzubewahren, falls nicht der jeweilige Abteilungsleiter (Leiter der Krankenanstalt) eine längere Aufbewahrung anordnet. Wird eine Krankenanstalt aufgelassen, so sind Vormerke gemäß Abs. 1 Z 2, 3 und 4, deren Verwahrungsdauer noch nicht abgelaufen ist, der Landesregierung zu übermitteln. Nach Ablauf der Verwahrungsdauer können solche Vormerke vernichtet werden. Verwahrung und Vernichtung haben so zu erfolgen, daß eine mißbräuchliche Kenntnisnahme des Inhalts verläßlich ausgeschlossen ist.

(6) Kopien von Krankengeschichten und von ärztlichen Äußerungen über den Gesundheitszustand von Patienten sind von den Krankenanstalten

1. den Gerichten und Verwaltungsbehörden in Angelegenheiten, in denen die Feststellung des Gesundheitszustandes für eine Entscheidung oder Verfügung im öffentlichen Interesse von Bedeutung ist, auf Grund eines Ersuchens, in dem das öffentliche Interesse begründet wird,

2. den Sozialversicherungsträgern, den Kranken- und Unfallfürsorgeeinrichtungen öffentlichen Rechts, den Organen des Oö. Gesundheitsfonds sowie von diesen beauftragten Sachverständigen, der Patientenvertretung (§ 12) und dem Oö. Patientenentschädigungsfonds (§ 86a), soweit dies zur Wahrnehmung der ihnen obliegenden Aufgaben eine wesentliche Voraussetzung bildet, und

3. den einweisenden oder behandelnden Ärzten oder Zahnärzten und den Krankenanstalten, in deren Behandlung der Betroffene steht,

auf Grund eines entsprechenden Ersuchens ohne Verzug kostenlos auszufolgen. Anderen Versicherungsträgern sind Kopien der Krankengeschichten ihrer Versicherten gegen Kostenersatz auszufolgen, wenn der Versicherte dem Rechtsträger gegenüber ausdrücklich schriftlich zugestimmt hat oder soweit dies zur Wahrung überwiegender berechtigter Interessen des Versicherungsträgers notwendig ist. (Anm: LGBl. Nr. 31/2002, 122/2006, 70/2011)

(7) Personen, auf die sich die Krankengeschichte bezieht sowie ihre Vertreter mit einer besonderen Vollmacht, die sich auf die Einsicht oder Ausfolgung bezieht, haben das Recht auf Einsicht sowie gegen Kostenersatz auf Ausfolgung von Kopien der Krankengeschichte. Dieses Recht besteht jedoch nicht, wenn wichtige medizinische oder therapeutische Gründe dagegen sprechen und dies auf Grund der besonderen Umstände des Einzelfalles zum Wohl des Patienten unvermeidlich ist.

(8) Den mit dem öffentlichen Gesundheitsdienst betrauten Behörden haben die Krankenanstalten alle Mitteilungen zu erstatten, die zur Einhaltung zwischenstaatlicher Verpflichtungen und zur Überwachung der Einhaltung bestehender Vorschriften erforderlich sind.

(9) Die Abgabe wissenschaftlich begründeter Gutachten wird durch die Abs. 1 bis 8 nicht berührt.

(10) Die Rechtsträger der Krankenanstalten dürfen die Speicherung, Verarbeitung und Aufbewahrung von Krankengeschichten, auch mittels automationsunterstützter Datenverarbeitung, durch Vertrag solchen Rechtsträgern übertragen, die den Kriterien des Abs. 5 entsprechen. Für die bei diesen Rechtsträgern beschäftigten Personen besteht die Verschwiegenheitspflicht gemäß § 20 sinngemäß. Diese Personen sind vom Rechtsträger, bei dem sie beschäftigt sind, auf die Einhaltung dieser Verpflichtung vor Aufnahme dieser Tätigkeit ausdrücklich hinzuweisen. Weitergaben von personenbezogenen Daten durch Rechtsträger, denen die Speicherung, Verarbeitung und Aufbewahrung übertragen wurde, sind nur an Ärzte oder Zahnärzte oder Krankenanstalten, in deren Behandlung der Betroffene steht, und nur, sofern ein Auftrag jener Krankenanstalt vorliegt, die die Krankengeschichte angelegt hat, zulässig.

Salzburger Krankenanstaltengesetz (SKAG)

Aufnahmebücher, Krankengeschichten und sonstige Vormerkungen

§ 35

(1) In jeder Krankenanstalt sind über die Aufnahme und die Entlassung der Patienten Vormerke (Aufnahmebücher) zu führen. Im Fall der Ablehnung der Aufnahme oder bei der Aufnahme nach § 54 Abs. 1 letzter Satz sind die jeweils dafür maßgebenden Gründe zu dokumentieren.

(2) Für jeden Patienten ist eine Krankengeschichte anzulegen. In dieser ist darzustellen:

1. die Vorgeschichte der Erkrankung (Anamnese);
2. der Zustand des Patienten zur Zeit der Aufnahme (status praesens);
3. der Krankheitsverlauf (decursus morbi);
4. die angeordneten Maßnahmen;
5. die erbrachten ärztlichen und gegebenenfalls zahnärztlichen Leistungen einschließlich der Medikation (insbesondere Bezeichnung, Dosis und Darreichungsform);
6. sonstige angeordnete und erbrachte wesentliche Leistungen, insbesondere der pflegerischen, psychologischen oder psychotherapeutischen Betreuung sowie Leistungen der medizinisch-technischen Dienste;
7. die erfolgte Aufklärung des Patienten;

8. gemäß den Bestimmungen des Patientenverfügungsgesetzes errichtete Patientenverfügungen,

9. allfällige Widersprüche des Patienten gemäß den §§ 44 und 62a Abs. 1 KAKuG;

9a. Niederschriften über Entnahmen nach § 62a KAKuG und § 4 Abs. 5 des Gewebesicherheitsgesetzes;

10. der Zustand des Patienten zur Zeit seines Abganges aus der Anstalt.

(3) Die Führung der Krankengeschichte obliegt hinsichtlich der Aufzeichnungen

1. gemäß Abs 2 Z 1 bis 5 und 7 bis 10 dem für die ärztliche Behandlung verantwortlichen Arzt und gegebenenfalls dem für die zahnärztliche Behandlung Verantwortlichen und

2. gemäß Abs. 2 Z 6 der jeweils für die erbrachten sonstigen Leistungen verantwortlichen Person.

(4) Aufzeichnungen, die Geheimnisse betreffen, die Angehörigen des klinisch-psychologischen, gesundheitspsychologischen und psychotherapeutischen Berufes und ihren Hilfspersonen in Ausübung ihres Berufes anvertraut oder bekannt geworden sind, dürfen im Rahmen der Krankengeschichte oder der sonstigen Vormerke im Sinn des Abs. 1 nicht geführt werden.

(5) Über Operationen sind eigene Operationsprotokolle zu führen und der Krankengeschichte beizufügen. Über die Entnahme von Organen oder Organteilen Verstorbener zum Zweck der Transplantation ist eine Niederschrift aufzunehmen, die einen Bestandteil der Krankengeschichte bildet. In ihr ist zumindest darzustellen, wie der Tod des Spenders festgestellt wurde und wann dieser eingetreten ist sowie die Angaben über die Entnahme, insbesondere die entnommenen Organe oder Organteile und der Zeitpunkt der Durchführung.

(6) Krankengeschichten und Operationsprotokolle sind bei ihrem Abschluss vom behandelnden Arzt und von dem mit der Führung der Abteilung betrauten Arzt (ärztlichen Leiter der Krankenanstalt) zu fertigen.

(7) Die Verwahrung der Krankengeschichten hat so zu erfolgen, dass eine missbräuchliche Kenntnisnahme ihres Inhaltes verlässlich ausgeschlossen wird.

(8) Krankengeschichten sind nach ihrem Abschluss mindestens dreißig Jahre, allenfalls in Form von Mikrofilmen in doppelter Ausfertigung, oder auf anderen gleichwertigen Informationsträgern, deren Lesbarkeit für den Aufbewahrungszeitraum gesichert sein muss, aufzubewahren; für Röntgenbilder und andere Bestandteile von Krankengeschichten, deren Beweiskraft nicht dreißig Jahre hindurch gegeben ist, sowie für Aufzeichnungen über ambulante Untersuchungen und Behandlungen beträgt die Aufbewahrungsfrist mindestens zehn Jahre. Krankengeschichten, die nach Ablauf dieser Frist ausgeschieden werden sollen, sind unter Aufsicht des ärztlichen Leiters der Krankenanstalt oder einer von ihm beauftragten Person sorgfältig zu vernichten. Im Fall der Auflassung einer Krankenanstalt sind die Krankengeschichten der Bezirksverwaltungsbehörde zu übergeben, die diese unter sinngemäßer Anwendung der vorstehenden Bestimmungen zu behandeln hat.

(9) Folgenden Personen oder Institutionen sind auf Ersuchen unentgeltlich Kopien von Krankengeschichten und ärztlichen Äußerungen über den Gesundheitszustand von Patienten zu übermitteln:
1. den Gerichten und den Verwaltungsbehörden in Angelegenheiten, in denen die Feststellung des Gesundheitszustandes für eine Entscheidung oder Verfügung im öffentlichen Interesse von Bedeutung ist;
2. den Sozialversicherungsträgern und den ärztlichen Kontrollorganen

des SAGES sowie den von diesen beauftragen Sachverständigen, soweit dies zur Wahrnehmung der diesen obliegenden Aufgaben erforderlich ist;

3. den einweisenden oder weiterbehandelnden Ärzten oder Zahnärzten oder Krankenanstalten.

An den SAGES bzw die von diesem beauftragten Sachverständigen sind Krankengeschichten grundsätzlich nur unter der Aufnahmenummer (ohne Angabe des Namens des Patienten) zu übermitteln. Der Versicherungsträger bzw der SAGES hat sicherzustellen, dass gemäß Z 2 übermittelte personenbezogene Gesundheitsdaten ausschließlich von Personen eingesehen werden, die Ärzte sind.

(10) Versicherungsträgern der privaten Krankenversicherung ist Einblick in die Krankengeschichten ihrer Versicherten zu gewähren, soweit dies mit dem Träger der Krankenanstalt vertraglich vereinbart ist und der Versicherte im Versicherungsvertrag oder gesondert gemäß § 9 Z 6 DSG 2000 zugestimmt hat. Patienten sowie ihren Vertretern ist Einblick in die Krankengeschichte des Patienten zu geben. Auf Wunsch des Patienten soll die Einsichtnahme im Rahmen eines Gespräches mit einem Arzt erfolgen. Gesetzliche Auskunftsverbote wie zB das Verbot der Angabe über die Person des Spenders bei der Entnahme von Organen oder Organteilen Verstorbener zum Zweck der Transplantation oder des Empfängers solcher Organe oder Organteile gemäß § 62b KAKuG werden dadurch nicht berührt.

(11) Fondskrankenanstalten haben dem SAGES alle Daten zu übermitteln, die sie gemäß der Kostenrechnungsverordnung für landesfondsfinanzierte Krankenanstalten und der Statistikverordnung für landesfondsfinanzierte Krankenanstalten dem Landeshauptmann übermitteln müssen. Diese Verpflichtung gilt auch dann als erfüllt, wenn die Krankenanstalt den Landeshauptmann ermächtigt, die ihm zugeleiteten Daten dem SAGES zu übermitteln.

(12) Fondskrankenanstalten haben der Landesregierung alle Daten zu übermitteln, die sie gemäß der Verordnung über die Diagnosen- und Leistungsdokumentation im stationären Bereich dem SAGES zu übermitteln haben. Diese Verpflichtung ist auch dann erfüllt, wenn die Krankenanstalt den SAGES ermächtigt, die ihm zugeleiteten Daten der Landesregierung zu übermitteln.

(13) Den mit dem öffentlichen Gesundheitsdienst betrauten Behörden sind alle Mitteilungen zu erstatten, die zur Einhaltung zwischenstaatlicher Verpflichtungen und zur Überwachung und Einhaltung bestehender Vorschriften erforderlich sind.

(14) Die Abgabe wissenschaftlich begründeter Gutachten wird durch die Bestimmungen der Abs. 2 bis 10 nicht berührt.

(15) Die Rechtsträger der Krankenanstalten dürfen die Speicherung, Verarbeitung und Aufbewahrung von Krankengeschichten, auch mittels automationsunterstützter Datenverarbeitung, durch Vertrag solchen Rechtsträgern übertragen, die in der Lage sind, den Anforderungen an die Verwahrung gemäß den Abs. 7 und 8 zu entsprechen. Im Übertragungsvertrag ist die Verpflichtung dieser Rechtsträger zur Einhaltung der Verschwiegenheitspflicht gemäß § 34 einschließlich der Erteilung entsprechender Anweisungen an die bei ihnen beschäftigten Personen vorzusehen. Weitergaben von personenbezogenen Daten durch Rechtsträger, denen die Speicherung, Verarbeitung und Aufbewahrung übertragen wurde, sind nur an Ärzte oder Zahnärzte oder Krankenanstalten, in deren Behandlung der Betroffene steht, zulässig.

Stmk. Krankenanstaltengesetz (StKAG)

§ 36
Führung von Krankengeschichten und sonstigen Vormerken

(1) Jede Krankenanstalt hat über die Aufnahme und die Entlassung von Patientinnen/Patienten Vormerke zu führen; in diesen sind jedenfalls unter fortlaufenden Nummern festzuhalten:

1. Vor und Zuname (Geburtsname), Geburtsdatum und Anschrift,
2. bei nicht eigenberechtigten Personen auch der Vor und Zuname und die Anschrift ihrer gesetzlichen Vertreterin/ihres gesetzlichen Vertreters,
3. der Aufnahme und der Entlassungstag (Todestag und Todesursache),
4. jene Personen und Stellen, die von besonderen Vorfällen zu verständigen sind,
5. im Fall der Ablehnung der Aufnahme sowie bei der Aufnahme nach § 67 Abs. 1 zweiter Satz die jeweils dafür maßgebenden Gründe.

(2) Jede Krankenanstalt ist verpflichtet, Krankengeschichten anzulegen, in denen für jede Patientin/jeden Patienten folgende Inhalte darzustellen bzw. zu dokumentieren sind:

1. Vorgeschichte der Erkrankung (Anamnese),
2. Zustand zur Zeit der Aufnahme (status praesens),
3. Krankheitsverlauf (decursus morbi),
4. angeordnete Maßnahmen,
5. erbrachte ärztliche und gegebenenfalls zahnärztliche Leistungen

einschließlich Medikation (insbesondere hinsichtlich Bezeichnung, Dosis und Darreichungsform),

6. sonstige angeordnete sowie erbrachte wesentliche Leistungen, insbesondere der pflegerischen, einer allfälligen psychologischen bzw. psychotherapeutischen Betreuung sowie Leistungen der medizinisch technischen Dienste,

7. die Aufklärung der Patientin/des Patienten,

8. Patientenverfügungen nach dem Patientenverfügungsgesetz,

9. Widersprüche zur Heranziehung zu Unterrichtszwecken und zur Entnahme von Organen gemäß § 44 und § 62a Abs. 1 KAKuG,

10. die Durchführung der Transplantation von Organen und Organteilen bzw. Zellen und Gewebe einschließlich eines Hinweises auf die Niederschrift über die Entnahme von Organen und Organteilen bzw. Zellen und Gewebe der Spenderin/des Spenders (Abs. 3), sofern dies nicht möglich ist, einen Hinweis auf die Herkunft des Transplantates,

11. Zustand und Art der Behandlung zur Zeit des Abganges aus der Krankenanstalt,

12. als Bestandteil angeschlossen: die über Operationen eigens zu führenden Operationsprotokolle, ärztliche Zeugnisse und Beurkundungen nach dem Unterbringungsgesetz, BGBl. Nr. 155/1990, sowie eine Abschrift der etwaigen Obduktionsniederschrift.

(3) Über Entnahmen von Organen oder Organteilen Verstorbener zum Zwecke der Transplantation nach § 62a KAKuG und über Entnahmen von Zellen und Gewebe Verstorbener nach § 4 Abs. 5 Gewebesicherheitsgesetz haben die Krankenanstalten Niederschriften zur Krankengeschichte aufzunehmen. Eine solche Niederschrift hat mindestens zu enthalten:

1. wie der Tod der spendenden Person festgestellt wurde und wann dieser eingetreten ist sowie die Unterschrift der/des diese Feststellungen treffenden Ärztin/Arztes;

2. die angewandte Entnahmetechnik bzw. operative Vorgangsweise, die entnommenen Organe oder Organteile bzw. Zellen und Gewebe, den Durchführungszeitpunkt sowie die Unterschrift der/des die Entnahme durchführenden Ärztin/Arztes.

(4) Aufzeichnungen, die Geheimnisse betreffen, die Angehörigen des klinisch psychologischen, gesundheitspsychologischen und psychotherapeutischen Berufes und ihren Hilfspersonen in Ausübung ihres Berufes anvertraut oder bekannt geworden sind, dürfen im Rahmen der Krankengeschichte oder der Vormerke im Sinne des Abs. 1 nicht geführt werden.

(5) Die Führung der Krankengeschichte obliegt hinsichtlich der Aufzeichnungen

1. gemäß Abs. 2 Z. 1 bis 5 sowie Z. 7 bis 12 der/dem für die ärztliche Behandlung verantwortlichen Ärztin/Arzt, gegebenenfalls der/dem für die zahnärztliche Behandlung Verantwortlichen und

2. gemäß Abs. 2 Z. 6 der jeweils für die erbrachten sonstigen Leistungen verantwortlichen Person.

(6) Krankengeschichten und Operationsprotokolle sowie Niederschriften nach Abs. 3 sind bei ihrem Abschluss zu unterfertigen:

1. von der/dem für ihren Inhalt verantwortlichen behandelnden Ärztin/Arzt und

2. von der ärztlichen Leitung der Krankenanstalt, welche diese Unterzeichnungsbefugnis an die Leitung der jeweiligen Fachabteilung bzw. an von dieser in Vorschlag gebrachte Ärztinnen/Ärzte delegieren kann. Im Falle der Untergliederung in Departments bzw. Fachschwerpunkte steht der jeweiligen fachlich zuständigen Departmentleitung bzw. der Fachschwerpunktleitung das Vorschlagsrecht zu.

(7) Krankengeschichten und Operationsprotokolle sowie Niederschriften nach Abs. 3 sind, allenfalls in Form von Mikrofilmen in

doppelter Ausfertigung oder automationsunterstützt erstellten Datenträgern, deren Lesbarkeit für die Dauer der vorgeschriebenen Aufbewahrung gesichert sein muss,

1. gesichert und geschützt vor unbefugter Kenntnisnahme aufzubewahren, dies

a) grundsätzlich für die Dauer der Behandlung und nach deren Abschluss für mindestens 30 Jahre,

b) bei Röntgenbildern und anderen Bestandteilen von Krankengeschichten, deren Beweiskraft nicht 30 Jahre hindurch gegeben ist, für mindestens zehn Jahre, falls nicht die ärztliche Leitung der Krankenanstalt aus besonderen Gründen für den Einzelfall eine längere Aufbewahrung anordnet;

2. bei Auflassung der Krankenanstalt der Landesregierung zur Aufbewahrung bis zur vorgenannten Frist zu übermitteln,

3. nach Ablauf dieser Fristen unter Aufsicht verantwortlicher Organe sorgfältig zu vernichten, sofern eine weitere Aufbewahrung nicht notwendig erscheint.

(8) Krankenanstalten müssen Kopien von Krankengeschichten und ärztlichen Äußerungen über den Gesundheitszustand von Patientinnen/Patienten kostenlos übermitteln:

1. den Gerichten und Verwaltungsbehörden in Angelegenheiten, in denen die Feststellung des Gesundheitszustandes für eine Entscheidung oder Verfügung im öffentlichen Interesse von Bedeutung ist,

2. den Sozialversicherungsträgern und Organen des Gesundheitsfonds Steiermark im Sinne der Vereinbarung gemäß Artikel 15a B VG über die Organisation und Finanzierung des Gesundheitswesens bzw. von diesen beauftragten Sachverständigen, soweit dies zur Wahrnehmung der diesen obliegenden Aufgaben erforderlich ist, sowie

3. vorbehaltlich der Zustimmung der Patientin/des Patienten, den einweisenden oder weiterbehandelnden Ärztinnen/Ärzten oder Zahnärztinnen/Zahnärzten oder Krankenanstalten.

(9) Krankenanstalten müssen den mit dem öffentlichen Gesundheitsdienst betrauten Behörden alle Mitteilungen erstatten, die zur Einhaltung zwischenstaatlicher Verpflichtungen und zur Überwachung der Einhaltung bestehender Vorschriften erforderlich sind.

(10) Die Abgabe wissenschaftlich begründeter Gutachten wird durch die Bestimmungen über die Führung von Krankengeschichten und sonstigen Vormerken nicht berührt.

(11) Soweit die oben stehenden Bestimmungen für ambulante Untersuchungen und Behandlungen in Betracht kommen, gelten sie mit der Maßgabe, dass die Aufbewahrungsfrist mindestens 10 Jahre beträgt.

Tiroler Krankenanstaltengesetz
(Tir KAG)

§ 15
Führung von Krankengeschichten und sonstigen Vormerkungen

(1) Die Träger der Krankenanstalten haben

a) über die Aufnahme und die Entlassung der Pfleglinge Vormerke zu führen sowie im Fall der Ablehnung der Aufnahme und bei Aufnahme nach § 33 Abs. 1 zweiter Satz die jeweils dafür maßgebenden Gründe zu dokumentieren;

b) Krankengeschichten anzulegen, in denen

1. die Vorgeschichte der Erkrankung (Anamnese), der Zustand des Pfleglings zur Zeit der Aufnahme (status praesens), der Krankheitsverlauf (decursus morbi), die angeordneten Maßnahmen sowie die erbrachten ärztlichen und gegebenenfalls zahnärztlichen Leistungen einschließlich Medikation (insbesondere hinsichtlich Name, Dosis und Darreichungsform) und Aufklärung des Pfleglings und

2. sonstige angeordnete sowie erbrachte wesentliche Leistungen, insbesondere der pflegerischen und einer allfälligen psychologischen bzw. psychotherapeutischen Betreuung, sowie Leistungen der medizinisch-technischen Dienste,

darzustellen sind;

c) über jede Entnahme von Organen oder Organteilen eines Verstorbenen zum Zweck der Transplantation sowie über jede Entnahme von Zellen oder Gewebe eines Verstorbenen zur Verwendung beim Menschen eine Niederschrift aufzunehmen, die einen Bestandteil der Krankengeschichte bildet;

d) die Krankengeschichten mindestens 30 Jahre, allenfalls in Form von Mikrofilmen in doppelter Ausfertigung oder auf anderen gleichwertigen Informationsträgern, deren Lesbarkeit für den Aufbewahrungszeitraum gesichert sein muss, aufzubewahren. Die Verwahrung muß so erfolgen, daß eine mißbräuchliche Kenntnisnahme ihres Inhaltes ausgeschlossen ist. Röntgenbilder und andere Hilfsmittel zur Erstellung von Befunden sind mindestens zehn Jahre aufzubewahren;

e) den Gerichten und Verwaltungsbehörden in Angelegenheiten, in denen die Feststellung des Gesundheitszustandes für eine Entscheidung oder Verfügung im öffentlichen Interesse von Bedeutung ist, weiters den Versicherungsträgern im Sinne des § 52 und den Organen des Tiroler Gesundheitsfonds oder den von ihnen beauftragten Sachverständigen, soweit dies zur Wahrnehmung der ihnen obliegenden Aufgaben erforderlich ist, sowie den einweisenden oder weiterbehandelnden Ärzten, Zahnärzten oder Krankenanstalten auf Verlangen kostenlos Abschriften oder Ablichtungen von Krankengeschichten und ärztlichen Äußerungen über den Gesundheitszustand von Pfleglingen zu übermitteln;

f) den mit Aufgaben des öffentlichen Gesundheitsdienstes betrauten Behörden alle Mitteilungen zu erstatten, die zur Einhaltung zwischenstaatlicher Verpflichtungen und zur Überwachung der Einhaltung bestehender Vorschriften erforderlich sind;

g) bei der Führung der Krankengeschichte Patientenverfügungen (§ 2 Abs. 1 des Patientenverfügungs-Gesetzes, BGBl. I Nr. 55/2006) des Pfleglings zu dokumentieren;

h) im Rahmen der Krankengeschichte allfällige Widersprüche zur Heranziehung zu Unterrichtszwecken und zur Entnahme von Organen im Sinn des § 44 bzw. des § 62a Abs. 1 des Bundesgesetzes über Krankenanstalten und Kuranstalten (KAKuG), BGBl. Nr. 1/1957, zuletzt geändert durch das Gesetz BGBl. I Nr. 179/2004, zu dokumentieren.

(2) Die Führung der Krankengeschichte obliegt hinsichtlich der Aufzeichnungen

1. nach Abs. 1 lit. b Z 1 dem für die ärztliche Behandlung verantwortlichen Arzt, gegebenenfalls dem für die zahnärztliche Behandlung Verantwortlichen, und

2. nach Abs. 1 lit. b Z 2 der jeweils für die erbrachten sonstigen Leistungen verantwortlichen Person.

(3) Die Niederschrift nach Abs. 1 lit. c hat jedenfalls Angaben darüber zu enthalten, wie der Tod festgestellt wurde, wann der Tod eingetreten ist, welche Organe oder Organteile entnommen wurden und wann die Entnahme durchgeführt wurde. Die Niederschrift ist vom Arzt, der den Tod festgestellt hat, und vom Arzt, der die Entnahme durchgeführt hat, zu unterfertigen.

(4) Die Abgabe wissenschaftlich begründeter Gutachten wird durch Abs. 1 nicht berührt.

(5) Für ambulante Untersuchungen und Behandlungen gilt Abs. 1 sinngemäß mit der Maßgabe, daß die Aufbewahrungsfrist mindestens zehn Jahre beträgt.

(6) Aufzeichnungen, die Geheimnisse betreffen, die Angehörigen des klinisch-psychologischen, gesundheitspsychologischen und psychotherapeutischen Berufes und ihren Hilfspersonen in Ausübung ihres Berufes anvertraut oder bekannt geworden sind, dürfen im Rahmen der Krankengeschichte oder der sonstigen Vormerke im Sinne des Abs. 1 lit. a nicht geführt werden.

Vorarlberg: Gesetz über Krankenanstalten (Spitalgesetz)

§ 48
Krankengeschichten, Operationsprotokolle und sonstige Aufzeichnungen

(1) Für jeden Patienten und jede Patientin ist eine Krankengeschichte anzulegen, in der neben den Personaldaten darzustellen sind:
a) die Vorgeschichte der Erkrankung (Anamnese);
b) der Zustand zur Zeit der Aufnahme (status praesens);
c) der Krankheitsverlauf (decursus morbi);
d) die angeordneten und die erbrachten ärztlichen (zahnärztlichen) Leistungen einschließlich der Medikation (insbesondere Bezeichnung, Dosis und Darreichungsform) und der ärztlichen (zahnärztlichen) Aufklärung;
e) sonstige angeordnete und erbrachte wesentliche Leistungen, insbesondere der pflegerischen und einer allfälligen psychologischen oder psycho-therapeutischen Betreuung sowie Leistungen der medizinisch-technischen Dienste, und
f) der Zustand zum Zeitpunkt der Entlassung.

(2) Über Operationen sind eigene Operationsprotokolle zu führen und der Krankengeschichte beizufügen.

(2a) Wenn nachgereichte Befunde auf bösartige oder sonstige schwere Erkrankungen hinweisen, dann muss der Patient oder die Patientin nachweislich davon in Kenntnis gesetzt und zu einer

Befundbesprechung eingeladen werden. Der Nachweis der Verständigung sowie das Ergebnis einer allfälligen Befundbesprechung müssen in der Krankengeschichte dokumentiert werden.

(3) Über Entnahmen von Organen, Organteilen, Zellen oder Gewebe Verstorbener zum Zwecke der Übertragung auf Menschen sind eigene Niederschriften zu führen und der Krankengeschichte beizufügen. Die Niederschriften haben insbesondere nähere Angaben über den Todeszeitpunkt und die Art der Feststellung des Todes der Spenderperson sowie über den Zeitpunkt der Entnahme und die entnommenen Organe oder Organteile, die entnommenen Zellen oder das entnommene Gewebe zu enthalten.

(4) Patientenverfügungen, in denen für den Fall des Verlustes der Handlungsfähigkeit das Unterbleiben bestimmter Behandlungsmethoden gewünscht wird, sind zu dokumentieren und der Krankengeschichte beizufügen, damit bei allfälligen künftigen medizinischen Entscheidungen darauf Bedacht genommen werden kann. Ebenso sind Erklärungen, dass die Heranziehung zu Unterrichtszwecken oder eine Organspende nach dem Tod ausdrücklich abgelehnt wird, zu dokumentieren und der Krankengeschichte beizufügen.

(5) Der für die Behandlung verantwortliche Arzt (Zahnarzt) oder die jeweilige Ärztin (Zahnärztin) hat für die Führung der Krankengeschichte zu sorgen. Ausgenommen hievon sind die Aufzeichnungen nach Abs. 1 lit. e, die von der für die jeweilige Leistung verantwortlichen Person zu führen sind. Die Aufzeichnungen gemäß Abs. 3 sind von dem das Organ entnehmenden Arzt oder der jeweiligen Ärztin zu unterfertigen. Der Teil der Niederschrift nach Abs. 3, der die Angaben über die Feststellung des Todes des Organspenders enthält, ist von dem Arzt, der den Tod des Organspenders festgestellt hat, oder der jeweiligen Ärztin zu unterfertigen.

(6) Aufzeichnungen, die Geheimnisse betreffen, die Angehörigen des klinisch-psychologischen, gesundheits-psychologischen und psychotherapeutischen Berufes und ihren Hilfspersonen in Ausübung ihres Berufes anvertraut oder bekannt geworden sind, dürfen im Rahmen der Krankengeschichte und der Aufnahmevermerke nicht geführt werden. Ausgenommen davon sind jene Geheimnisse, für die eine Verschwiegenheitspflicht nach § 45 Abs. 3 nicht besteht.

(7) Die Krankengeschichten und die Aufzeichnungen nach den Abs. 2 bis 4 sind, allenfalls in Form von Mikrofilmen in doppelter Ausfertigung oder auf gleichwertigen Informationsträgern, deren Lesbarkeit für den Aufbewahrungszeitraum gesichert sein muss, mindestens 30 Jahre aufzubewahren. Röntgenbilder und andere Bestandteile von Krankengeschichten, deren Beweiskraft nicht 30 Jahre hindurch anhält, sowie Krankengeschichten über ambulante Behandlungen sind mindestens zehn Jahre aufzubewahren. Die Aufbewahrung hat derart zu erfolgen, dass eine missbräuchliche Kenntnisnahme des Inhaltes ausgeschlossen ist. Krankengeschichten sowie Aufzeichnungen nach den Abs. 2 bis 4, die nach Ablauf der Aufbewahrungsfrist ausgeschieden werden sollen, sind unter Aufsicht sorgfältig zu vernichten. Im Falle der Auflassung einer Krankenanstalt sind die Krankengeschichten, die Aufzeichnungen nach den Abs. 2 bis 4 sowie die Röntgenbilder der Bezirkshauptmannschaft zur Aufbewahrung bis zum Ablauf obiger Frist zu übergeben.

(8) Die Krankenanstalten haben den Gerichten und Verwaltungsbehörden in Angelegenheiten, in denen die Feststellung des Gesundheitszustandes für eine Entscheidung oder Verfügung im öffentlichen Interesse von Bedeutung ist, ferner den Sozialversicherungsträgern, den Organen des Landesgesundheitsfonds bzw. den von diesen beauftragten Sachverständigen, der Patientenanwaltschaft und der Schiedskommission nach dem Patienten- und Klientenschutzgesetz sowie dem Landesvolksanwalt oder der Landesvolksanwältin, soweit dies zur Wahrnehmung ihrer Aufgaben

erforderlich ist, weiters den einweisenden oder weiterbehandelnden Ärzten, Ärztinnen (Zahnärzten, Zahnärztinnen) oder Krankenanstalten auf Verlangen kostenlos Kopien von Krankengeschichten und ärztlichen Äußerungen über den Gesundheitszustand von Patienten und Patientinnen zu übermitteln. Den mit dem öffentlichen Gesundheitsdienst betrauten Behörden sind alle Auskünfte zu erteilen, die zur Überwachung und Einhaltung bestehender Vorschriften (zwischenstaatlicher Verpflichtungen) erforderlich sind.

(9) Wenn es zur Überwachung nosokomialer Infektionen erforderlich ist, dann dürfen Krankenanstalten Daten der Patienten und Patientinnen indirekt personenbezogen verarbeiten und anonymisiert an Einrichtungen übermitteln, die mit der Überwachung nosokomialer Infektionen in der Krankenanstalt befasst sind.

(10) Die Abgabe wissenschaftlich begründeter Gutachten wird durch die Bestimmungen der Abs. 1 bis 9 nicht berührt.

(11) Die Rechtsträger von Krankenanstalten werden ermächtigt, die Speicherung, Verarbeitung und Aufbewahrung von Krankengeschichten anderen Rechtsträgern zu übertragen. Die Speicherung und Verarbeitung der Krankengeschichten kann auch mittels automationsunterstützter Datenverarbeitung erfolgen. Die Weitergabe von personenbezogenen Daten durch Rechtsträger, denen die Speicherung, Verarbeitung oder Aufbewahrung übertragen wurden, ist nur an Ärzte, Ärztinnen (Zahnärzten, Zahnärztinnen) oder Krankenanstalten zulässig, in deren Behandlung die betroffene Person steht. Für die Rechtsträger, denen die Speicherung, Verarbeitung oder Aufbewahrung übertragen wurde, und die bei ihnen beschäftigten oder in Ausbildung stehenden Personen gilt der § 45 dieses Gesetzes sinngemäß.

Wiener Krankenanstaltengesetz (Wr. KAG)

§ 17
Führung von Krankengeschichten und sonstigen Vormerkungen

(1) Die Krankenanstalten sind verpflichtet:

a) über die Aufnahme und die Entlassung der Patientinnen und Patienten Vormerke zu führen, sowie im Fall der Ablehnung der Aufnahme und bei der Aufnahme nach § 36 Abs. 1 letzter Satz die jeweils dafür maßgebenden Gründe zu dokumentieren;

b) Krankengeschichten anzulegen, in denen die Vorgeschichte der Erkrankung (Anamnese), der Zustand der Patientin oder des Patienten zur Zeit der Aufnahme (status praesens) und der Krankheitsverlauf (decursus morbi), die angeordneten Maßnahmen sowie die erbrachten ärztlichen und gegebenenfalls zahnärztlichen Leistungen einschließlich Medikation (insbesondere hinsichtlich Name, Dosis und Verordnungsform) und Aufklärung der Patientin oder des Patienten, die Durchführung der Transplantation von Organen und Organteilen sowie der Zustand der Patientin oder des Patienten und die Art der Behandlung zur Zeit des Abganges aus der Krankenanstalt darzustellen sind und die einen Hinweis auf die Niederschrift über die Entnahme von Organen und Organteilen der Spenderin oder des Spenders, sofern dies nicht möglich ist, einen Hinweis auf die Herkunft des Transplantats, zu enthalten haben; die unter lit. a bezeichneten Angaben sind in die Krankengeschichte zu übernehmen; der Krankengeschichte ist auch die Obduktionsniederschrift (§ 40 Abs. 3 und 4) beizugeben. Weiters sind sonstige angeordnete sowie erbrachte wesentliche Leistungen, insbesondere der pflegerischen, einer allfälligen psychologischen bzw. psychotherapeutischen Betreuung sowie Leistungen der medizinisch-technischen Dienste, darzustellen;

c) über Operationen eigene Operationsniederschriften zu führen und der Krankengeschichte beizulegen;

d) über die Entnahme von Organen und Organteilen nach § 62a Bundesgesetz über Krankenanstalten und Kuranstalten (KAKuG) sowie über Entnahmen nach § 4 Abs. 5 Gewebesicherheitsgesetz, Niederschriften zu führen, in denen der Eintritt und der Zeitpunkt des Todes, die Art der Feststellung des Todes, der Zeitpunkt der Entnahme, die entnommenen Organe und Organteile einzutragen sind, und der Krankengeschichte der Spenderin oder des Spenders beizulegen; diese Niederschriften dürfen keine Hinweise auf die Empfängerinnen oder Empfänger enthalten;

e) sicherzustellen, dass Patientenverfügungen (§ 2 Abs. 1 Patientenverfügungs-Gesetz) durch die aufklärende Ärztin beziehungsweise den aufklärenden Arzt sowie die behandelnde Ärztin beziehungsweise den behandelnden Arzt in der Krankengeschichte dokumentiert werden.

f) im Rahmen der Krankengeschichte allfällige Widersprüche gemäß § 44 und § 62 a Abs. 1 Bundesgesetz über Krankenanstalten und Kuranstalten (KAKuG), zu dokumentieren.

g) über Maßnahmen der Pflege und deren Verlauf eigene Dokumentationsblätter zu führen und der Krankengeschichte beizulegen.

h) Weisen nachgereichte Befunde auf bösartige oder sonstige schwere Erkrankungen hin, ist die Patientin oder der Patient nachweislich hievon in Kenntnis zu setzen und zu einer Befundbesprechung einzuladen. Die nachweisliche Verständigung der Patientin oder des Patienten sowie das Ergebnis einer allfälligen Befundbesprechung ist in der Krankengeschichte zu dokumentieren.

(2) Krankengeschichten von stationär aufgenommenen Patienten und Operationsniederschriften sind bei ihrem Abschluß vom behandelnden Arzt, der für ihren Inhalt verantwortlich ist, und vom Abteilungsleiter zu unterfertigen. Der Teil der Niederschrift über die Entnahme von Organen und Organteilen, der sich mit der Feststellung des Todes befaßt, ist von dem den Tod feststellenden Arzt, und der Teil dieser Niederschrift, der sich mit der Entnahme befaßt, von dem die Entnahme durchführenden Arzt zu unterfertigen. Die Krankengeschichten (Abs. 1 lit a bis e) sind während der Behandlung so zu verwahren, daß sie von unbefugten Personen nicht eingesehen werden können. Krankengeschichten sind nach ihrem Abschluß von der Krankenanstalt mindestens 30 Jahre, von einem Ambulatorium mindestens 10 Jahre, allenfalls in Form von Mikrofilmen oder in gleichwertiger Weise in doppelter Ausfertigung, aufzubewahren. Röntgenbilder und andere Bestandteile von Krankengeschichten, deren Beweiskraft nicht 30 Jahre hindurch gegeben ist, sind mindestens 10 Jahre aufzubewahren.

(3) Bei Auflassung der Krankenanstalt sind die Krankengeschichten dem Amt der Landesregierung zu übermitteln. Nach Ablauf der Aufbewahrungsdauer können die Krankengeschichten vernichtet werden.

(3a) Abs. 3 ist dann nicht anzuwenden, wenn der Rechtsträger der aufgelassenen Krankenanstalt den Sitz in Wien hat und noch andere Krankenanstalten in Wien betreibt. In diesem Fall ist der Rechtsträger der Krankenanstalt zur Aufbewahrung der Krankengeschichten während der Aufbewahrungsdauer verpflichtet. Nach Ablauf der Aufbewahrungsdauer können die Krankengeschichten vernichtet werden. Wenn eine der Voraussetzungen des ersten Satzes nicht mehr gegeben ist sowie nach dem Untergang des Rechtsträgers der aufgelassenen Krankenanstalt ist Abs. 3 anzuwenden.

(4) Abschriften von Krankengeschichten und von ärztlichen oder zahnärztlichen Äußerungen über den Gesundheitszustand von Patientinnen und Patienten sind von den Krankenanstalten den Gerichten sowie den Verwaltungsbehörden in Angelegenheiten, in denen die Feststellung des Gesundheitszustandes für eine Entscheidung oder Verfügung im öffentlichen Interesse von Bedeutung ist, kostenlos zu übermitteln. Das Vorliegen des öffentlichen Interesses ist bei Anforderung einer Krankengeschichte anzuführen. Ferner sind den Sozialversicherungsträgern und den Organen des Wiener Gesundheitsfonds bzw. den von diesem beauftragten Sachverständigen, soweit dies zur Wahrnehmung ihrer Aufgaben erforderlich ist, sowie den einweisenden oder behandelnden Ärztinnen oder Ärzten bzw. Zahnärztinnen oder Zahnärzten über Anforderung kostenlos Abschriften von Krankengeschichten und ärztlichen oder zahnärztlichen Äußerungen über den Gesundheitszustand von Anstaltspatientinnen oder Anstaltspatienten zu übermitteln.

(5) Den mit dem öffentlichen Gesundheitsdienst betrauten Behörden haben die Krankenanstalten alle Mitteilungen zu erstatten, die zur Einhaltung zwischenstaatlicher Verpflichtungen und zur Überwachung der Einhaltung bestehender Vorschriften erforderlich sind.

(6) Die Abgabe wissenschaftlich begründeter Gutachten wird durch die Bestimmungen der Abs. 1 bis 5 nicht berührt.

(7) Die Führung der Krankengeschichte obliegt hinsichtlich der Aufzeichnungen
1. gemäß Abs. 1 lit. b erster Satz der für die ärztliche Behandlung verantwortlichen Ärztin oder dem für die ärztliche Behandlung verantwortlichen Arzt, gegebenenfalls der oder dem für die zahnärztliche Behandlung Verantwortlichen, und
2. gemäß Abs. 1 lit. b letzter Satz der jeweils für die erbrachten sonstigen Leistungen verantwortlichen Person.

(8) Aufzeichnungen, die Geheimnisse betreffen, die Angehörigen des klinisch psychologischen, gesundheitspsychologischen und psychotherapeutischen Berufes und ihren Hilfspersonen in Ausübung ihres Berufes anvertraut oder bekanntgeworden sind, dürfen im Rahmen der Krankengeschichte oder der sonstigen Vormerke nach Abs. 1 lit. a nicht geführt werden.

(9) Die Rechtsträger von Krankenanstalten können die Speicherung, Verarbeitung und Aufbewahrung von Krankengeschichten anderen Rechtsträgern übertragen. Dies gilt auch für die Speicherung, Verarbeitung und Aufbewahrung mittels automationsunterstützter Datenverarbeitung. Für die Rechtsträger, denen die Speicherung, Verarbeitung und Aufbewahrung übertragen wurde, und die bei ihnen beschäftigten Personen besteht Verschwiegenheitspflicht im Umfang des § 16. Weitergaben von personenbezogenen Daten durch diese Rechtsträger sind nur an Ärztinnen, Ärzte, Zahnärztinnen, Zahnärzte oder Krankenanstalten zulässig, in deren Behandlung die oder der Betroffene steht.

Referenzen

Indem die zentralen Aussagen dieses Buches insbesondere auf dem Kranken- und Kuranstaltengesetz (KAKuG) des Bundes bzw. den Krankenanstaltengesetzen der Bundesländer fußen, sind diese Quellen nicht explizit in Form entsprechender Endnoten referenziert. Dagegen finden alle weiteren gesetzlichen Materialien als Referenzen ihren Niederschlag.

Ärztegesetz 1998 (ÄrzteG), BGBl. I Nr. 156/2005

Allgemeines Sozialversicherungsgesetz (ASVG), BGBl. I Nr. 194/1999

Apothekenbetriebsordnung (ABO), BGBl. II Nr. 65/2005

Bundesministerium für Gesundheit. Krankenanstalten in Zahlen – Überregionale Auswertung der Dokumentation der landesgesundheitsfondsfinanzierten Krankenanstalten 2011, Wien 2012

Bundesgesetz, mit dem Arbeiten mit gentechnisch veränderten Organismen, das Freisetzen und Inverkehrbringen von gentechnisch veränderten Organismen und die Anwendung von Genanalyse und Gentherapie am Menschen geregelt werden (Gentechnikgesetz - GTG), BGBl. Nr. 510/1994

Bundesgesetz über die Regelung der gehobenen medizinisch-technischen Dienste (MTD-Gesetz), BGBl. I Nr. 89/2012

Bundesverfassungsgesetz (B-VG), BGBl. Nr. 1013/1994

Datenschutzgesetz 2000 (DSG), BGBl. I Nr. 133/2009

Gesundheitstelematikgesetz (GTelG), BGBl. I Nr. 111/2012

Gesundheits- und Krankenpflegegesetz (GuKG), BGBl. I Nr. 89/2012

Kalchschmid G. Das Einsichtsrecht in die Krankengeschichte als Patientenrecht zum sog. therapeutischen Privileg. www.medxchange.org/Einsichtsrecht.pdf (1.3.2013)

Neumayr M. Dürfen Zivilgerichte Krankenanstalten zur Übermittlung der Krankengeschichte im Original verpflichten? JBl 2012, 627

ÖNORM S 2109-1, Akten- und Datenvernichtung - Teil 1: Papier, 2000

OGH 23.5.1984, 1Ob550/84

OGH 27.4.1999, 5Ob106/99w

Patientenverfügungs-Gesetz (PatVG), BGBl. 55/2006

Radner A. Krankenanstaltenrecht. Trauner, Linz 2011

Inhaltsverzeichnis

Über den Autor

Dr. Thomas Gamsjäger, MSc war ursprünglich als Anästhesist und Intensivmediziner tätig. Seit zahlreichen Jahren nimmt er leitende Funktionen in Einrichtungen des Gesundheitswesens wahr.

Bisher erschienene Bücher:

- Flow Cytometry of Intracellular Calcium in Platelets, 2012
- Leistungskennzahlen in Krankenanstalten, 2013